社区（老年）教育系列丛书

老年营养与食疗

主　编　张志友

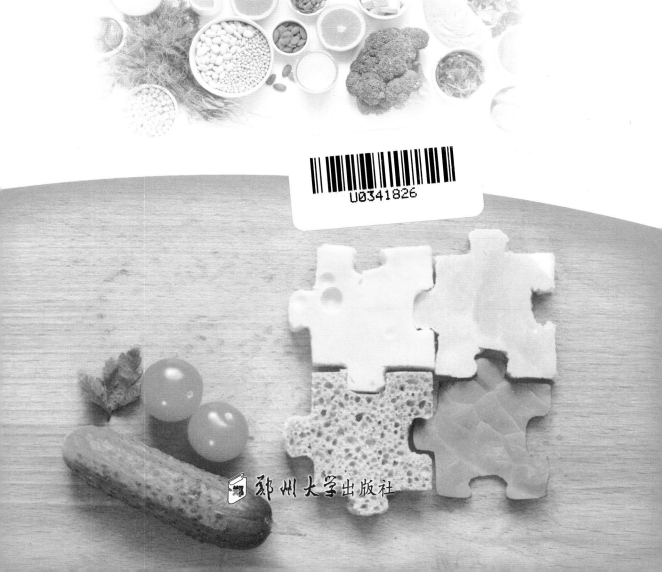

郑州大学出版社

图书在版编目(CIP)数据

老年营养与食疗／张志友主编. —郑州:郑州大
学出版社,2022.6
(社区(老年)教育系列丛书)
ISBN 978-7-5645-8624-9

Ⅰ.①老… Ⅱ.①张… Ⅲ.①老年人-膳食营养
②老年人-食物疗法 Ⅳ.①R153.3 ②R247.1

中国版本图书馆 CIP 数据核字(2022)第 060279 号

老年营养与食疗

LAONIAN YINGYANG YU SHILIAO

选题策划	孙保营 宋妍妍	封面设计	耀东设计
责任编辑	吴 静	版式设计	陈 青
责任校对	郜 毅	责任监制	凌 青 李瑞卿

出版发行	郑州大学出版社	地 址	郑州市大学路 40 号(450052)
出 版 人	孙保营	网 址	http://www.zzup.cn
经 销	全国新华书店	发行电话	0371-66966070
印 制	河南美图印刷有限公司		
开 本	787 mm×1 092 mm 1/16		
印 张	19.5	字 数	219 千字
版 次	2022 年 6 月第 1 版	印 次	2022 年 6 月第 1 次印刷

书 号	ISBN 978-7-5645-8624-9	定 价	65.00 元

本书如有印装质量问题,请与本社调换

《老年营养与食疗》
作者名单

主　编　张志友

副主编　王慧敏

编　委　（以姓氏笔画为序）

于德意　王慧敏　李　佳

李　静　张　慧　张志友

魏　攀

前　言

．．．
．．．

　　"民以食为天。"为了维持生命与健康,人类必须每天从食物中获取所需的各种营养物质和能量。据统计,中国绝大多数老年人的营养都不均衡,其中有70%以上的老年人营养不足,还有少部分老年人存在营养过剩的状况。由于生理和代谢的变化,老年人对营养素和能量的需求、利用等有其特殊的要求。平衡膳食和合理营养是健康饮食的重要体现,对改善老年人营养状况、增强抵抗力、预防疾病、延年益寿、提高生活质量具有重要的作用。在积极应对人口老龄化,发展居家、社区和互助式养老,推进医养结合服务过程中,都离不开基本的营养膳食知识。

　　本书共九章,第一章围绕老年人的生理心理特点展开,为老年人的营养膳食指导做好铺垫。第二章到第六章从营养学角度介绍了七大类营养素的基本内容及食物来源;在我国居民膳食指南与平衡膳食宝塔的基础上,详细介绍老年人膳食指南的特点,常见食物营养价值与保健作用,老年人食物选取加工与保存、科学的烹饪方法,更加贴近生活,更具有操作性。第七章结合中医养生理论,介绍不同季节的饮食养生原则,能针对不同的时节选择合理的营养食谱。第八章针对老年人常见疾病的饮食调养,制订饮食营养搭配计划与科学烹调指导,让老年患者在疾病治疗过程中事半功倍。

本书深入浅出，从介绍老年人的身体结构和生理功能变化入手，将营养与食疗的相关知识介绍给大家，重在科普。本书作为社区(老年)教育系列丛书之一，也可供老年朋友及其子女、陪护人员等作为日常参考书籍。

本书由职业院校、养老机构等教学和实践经验丰富的专业教师编写，编写中参考和吸收了国内外有关教材、著作和文献资料，得到了河南省教育厅、洛阳职业技术学院的大力支持和帮助，郑州大学出版社给予了具体指导，在此一并表示感谢。

由于编者水平所限，经验不足，书中难免有不妥之处，殷切希望广大读者和同道提出宝贵意见，以便进一步完善。

张志友

2022 年 1 月

目 录

∴∴∴∴∴∴∴∴∴∴∴∴∴∴∴∴∴∴∴∴∴∴∴∴

第一章　老年人的自我认识

第一节　老年人的生理特点

因各地区社会文明程度、人口平均寿命不一,世界各个国家及地区对老年人的年龄划分标准有所区别。世界卫生组织(WHO)对老年期的年龄划分标准如下:中年人:45～59 岁;年轻老年人:60～74 岁;老年人:75～89 岁;长寿老人:90 岁及以上。中华医学会老年医学分会对老年期的年龄划分标准如下:老年人:60～89 岁;长寿老人:90～99 岁;百岁老人:100 岁及以上。

人到了 45 岁以后,随着年龄的增加,机体形态和功能逐渐出现衰老现象,主要表现在:机体组成成分中体脂增加,而肌肉量和细胞内水分却随年龄增长而逐渐减少;细胞内液量减少,出现脏器逐渐萎缩的现象;器官功能减退,尤其是消化吸收、代谢功能、排泄功能及循环功能的减退。上述现象导致老年人在生理和心理上出现一系列变化。这也提示我们生活营养保健要尽早,根据老年人的生理特点及时做好预防管理,保证适应各个时期生理代谢变化,提高生命质量和促进健康。

一、消化功能的改变

（一）牙齿的变化影响消化功能

老年人因牙齿方面的疾病如龋齿、牙周炎等，生理性退化如牙髓活力退化下降、牙龈的萎缩性变化而出现明显的磨损甚至牙齿松动脱落，导致咀嚼功能减弱，食物不易嚼烂，造成吞咽困难。牙本质神经末梢外露，对冷热酸甜等刺激过敏，易产生酸痛和感染，影响对食物的咀嚼和消化吸收，造成营养缺乏。

（二）味觉、嗅觉降低，影响食欲

舌乳头上的味蕾数目减少，嗅觉和味觉的下降会影响食欲。儿童每个舌乳头含味蕾平均数为 248 个，而 75 岁以上老人减少至 30~40 个，生理结构决定了大部分老年人会出现味觉、嗅觉异常。

（三）肠胃功能减退、胃黏膜萎缩

60 岁以上老人，发生胃黏膜萎缩性变化者可达 50%，胃黏膜变薄、肌纤维萎缩，造成食管和胃输送食物的功能下降，胃排空时间延长，易导致腹胀；胃的黏液细胞分泌减少，保护屏障能力下降，容易受到胃酸和胃蛋白酶的侵蚀，导致胃黏膜发生溃疡、出血等病变；胃的腺细胞分泌随着年龄增加逐渐减少，胃酸的灭菌作用和蛋白消化作用均降低，容易造成慢性胃炎。

（四）消化腺体萎缩，消化液分泌量减少，消化能力下降

口腔腺体萎缩使唾液分泌减少，唾液稀薄、淀粉酶的含量降

低;胃液量和胃酸浓度下降,使胃蛋白酶不足,影响食物消化,这是引起老年人缺铁性贫血的原因之一。

（五）胰岛素分泌的变化

胰岛素分泌减少,影响人体对葡萄糖的分解和利用,对葡萄糖的耐量减退,容易引发糖尿病。

（六）肝脏解毒能力降低

肝细胞数目减少、纤维组织增多,肝脏血流量也逐渐减少,影响肝脏分解、吸收、代谢和解毒能力,因此,老年人用药要严格控制,以免因药物过量而引起代谢紊乱或中毒。

二、心血管功能的改变

（一）心脏生理性老化

心脏退行性改变主要表现在心肌萎缩及纤维样,使心肌及心内膜硬化,影响心脏收缩和舒张功能,心排血量逐渐减少甚至会引起心力衰竭。30岁以后每增加1岁,心输出量降低1%。65岁以上老年人心输出量是青年人的60%~70%。心输出量的减少,导致全身各器官供血不足,如心肌缺血、脑缺血等,会表现出乏力、嗜睡、胸闷、眩晕等症状。冠状动脉的生理性退化和病理性的硬化,使心肌血流减少,氧耗量下降,加重对心脏功能的影响,甚至出现心绞痛等心肌供血不足的临床症状;心脏起搏点窦房结功能下降,容易发生心律失常。

（二）血管的变化

血管的变化主要表现为血管硬化。随着年龄增长,血管壁生理性硬化凸显是在 50 岁以后,血管管壁弹性减退,若再有血管壁的脂质沉积,血管壁弹性下降会更为突出,脆性也相应增加。大动脉管壁硬化,使收缩压增高;小动脉硬化,舒张压增高。老年人对血压的调节能力下降,也会造成血压升高。这些都是老年人易发生原发性高血压病的相关因素。心脑血管发生意外的机会明显增加,如脑出血、脑血栓等的发病率明显高于年轻人。因全身各脏器组织中毛细血管的阻力增大和有效数量减少,组织器官的供血不足引起营养障碍,组织器官功能衰退。因血管脆性增加,血流速度减慢,使老年人易发生静脉瘀血,常表现为下肢水肿、皮下瘀血、血栓和痔疮等。

三、神经系统功能的改变

（一）神经细胞数量变化

神经细胞数量逐渐减少,脑体积缩小,脑重量减轻,影响脑功能。30 岁以后脑细胞数目逐渐减少,60 岁以上尤其突出,到 75 岁以上时仅占年轻时的 60% 左右。大脑的衰老主要表现为健忘、感知觉减退、判断能力下降、学习和语言能力下降,还会表现为情绪不稳定,甚至有痴呆症状。小脑萎缩主要表现为平衡失调。脊髓和周围神经的衰老主要表现为运动障碍和情绪波动,记忆衰退。

（二）脑血管硬化

脑血管硬化,脑血流因阻力加大影响供血,导致氧和营养素的利用率下降,脑功能逐渐衰退,具体表现如健忘、失眠、记忆减退,甚至出现情绪变化、痴呆等症状。

四、呼吸功能的改变

（一）氧利用率下降

肺血流速度减慢,毛细血管数量减少,血流阻力增加,细胞膜通透性的改变及组织细胞功能减退,使细胞呼吸作用下降,致使氧的利用率下降。因代偿作用,老年人呼吸频率加快,呼吸急促,体力活动增加时尤为明显。

（二）二氧化碳排出率下降

由于老年人呼吸道黏膜萎缩,纤毛上皮细胞数量减少,分泌物增多且黏稠,使呼吸道自净功能减弱,巨噬细胞吞噬功能减退,使老年人更易发生呼吸道感染。

胸廓骨骼及呼吸肌、韧带萎缩,气管及支气管弹性下降,肺泡弹性下降,造成肺泡内气体潴留而形成肺气肿。因肺扩张受限、咳嗽能力下降,痰液不易排出,易发生呼吸系统炎症,肺通气量及肺活量明显下降。肺泡数量减少,使有效气体交换面积减少,呼吸动度减弱,静脉血在肺部氧气更新利用和二氧化碳排出效率下降,易发生呼吸衰竭。

五、其他方面的改变

（一）皮肤及毛发的变化

进入老年阶段,因毛细血管的阻力增大和有效数量减少,皮下血管也会有营养不良性改变,毛发角质和髓质萎缩化,使毛发变细及脱发;黑色素合成障碍会使毛发、胡须变白;皮下脂肪量减少,细胞内水分减少,真皮纤维弹性下降,表皮细胞新陈代谢变缓,皮肤会出现松弛下垂和皱纹。皮肤表面小动脉硬化,皮脂腺、汗腺等皮肤附属器萎缩,会造成皮肤粗糙、干燥、脱屑等问题。

（二）骨骼的变化

随着年龄增加,成熟骨单位逐日减少,而蛋白质和有机成分含量减少;骨骼的弹性和韧性减低,脆性增加,因此,老年人易出现骨质疏松症。骨质疏松有时会引起腰背部疼痛,脊椎压缩变形形成驼背或脊椎侧弯,最常见和最严重的并发症是骨折,以及因胸廓畸形引起的呼吸功能下降。

（三）泌尿系统的变化

肾小动脉硬化,肾萎缩,肾血流量减少,使肾小管和集合管的重吸收能力和肾小球滤过率下降,导致肾功能减退,主要表现在容易发生水电解质代谢紊乱,甚至影响心脏功能,严重者会导致心力衰竭。膀胱肌变薄、萎缩,组织增生变硬,括约肌松弛,膀胱容量减少及神经调控能力的下降,再加上肾脏对尿液浓缩能力的下降,致使老年人常有残余尿量增多和多尿现象,严重者会出现尿急、尿频、尿失禁。

（四）生殖系统的变化

40 岁以后性激素的分泌逐渐降低,性功能减退。老年人丧失生育能力。女性 45～55 岁绝经,卵巢排卵停止。老年男性多有前列腺增生性改变,会引起尿频、尿急、夜尿增多、急迫性尿失禁等排尿异常。尿液长期压迫膀胱颈部,易造成急性尿路感染。

（五）内分泌功能下降

甲状腺素合成分泌减少,会使机体代谢活动减弱,甲状旁腺激素分泌减少,血钙降低,易发生骨质疏松,胰腺 B 细胞分泌胰岛素下降,糖耐量下降,易发生糖尿病,还会引起脂肪代谢障碍、血管官腔狭窄、动脉硬化、心血管疾病增加。肾上腺皮质激素分泌减少,会导致应激能力下降,生物转化过程减慢,解毒能力和机体免疫功能减退。

（六）五官变化

角膜光泽和透明度下降,其边缘出现老年环,结膜脂肪浸润,变浑浊。晶状体弹性下降或硬化,会出现老花眼或白内障,近距离视物模糊。听力下降甚至耳聋。嗅觉退化,对有害气体不敏感,易发生危险。舌的味觉细胞减少,降低对味道的感觉,造成吃饭没有味道,食欲会下降。

（七）代谢上的变化

老年人易发生代谢紊乱,若不注意均衡营养和平衡膳食,易发生肥胖或者消瘦。

（八）性格及行为改变

随着老年人生理功能的逐渐衰退，其心理活动也随之发生一系列改变，主要表现为情绪变化：不能正视社会角色的转变，不能适应新的生活而产生失落感；因与子女分居、年老体弱、丧偶等产生孤独感；社会认同感、价值感降低，会对老年人的心理产生刺激，使其情绪抑郁，甚至失去生活乐趣。性格改变：老年人由于感知能力的减退，反应能力下降，兴趣爱好减少，其性格会固执、偏执，常会影响人际关系。人际关系差又会影响到情绪，形成恶性循环。行为改变：如多疑、依赖性强、易激动、易怒、爱唠叨等。

老年人由于神经系统的退化，会有性情改变，如烦躁易怒、孤僻寡言、多疑焦虑等。行动反应迟缓，适应能力下降，如遇家庭子女不睦或丧偶，或伴随躯体疾病，会加重情绪产生的不良影响。因此，要给予老年人精神安慰和周到细致的生活照顾，为老年人排解苦闷，让老年人健康长寿和安享晚年。

第二节　老年人身体功能变化特点

随着年龄的增长，老年人身体功能逐渐衰退，其身体成分、生理功能、营养代谢等方面均有不同程度的变化。老年人既要有力所能及的体力活动，又要保持规律的生活，还要合理安排膳食，来保持旺盛的代谢水平。这也是保证老年人健康长寿的重要条件。

一、组织结构

随着年龄的增加，身体不断改变，最明显的是肌肉蛋白质减少，细胞内水分下降，体脂率增加。男子壮年期肌肉占体重45%，70岁后降至27%。肌力衰退是因为肌肉纤维的萎缩，身体的表现是容易疲劳和腰酸腿痛，步履迟缓，动作笨拙。血管组织成分之一是胶原蛋白，随着年龄增加，胶原蛋白流失，血管弹性降低，血管内膜增厚，管腔变窄，出现了心脑血管硬化。支气管和肺泡的萎缩易形成支气管炎和肺气肿。骨总矿物质减少，骨密度降低，出现骨质疏松，骨骼变脆，极易发生骨折。软骨变硬，弹性下降，关节的灵活性降低，脊柱弯曲，形成驼背。这也是老年人的身高一般会比壮年时有所缩短的原因。由于体细胞数量减少，水分含量也降低，皮肤胶原蛋白流失，结缔组织收缩，致使皮肤出现皱纹，弹性降低而松弛下垂。毛发中色素减少，毛发变灰白，发根的毛囊组织萎缩导致毛发脱落，发量稀少。水分的减少使毛发较为干燥。

二、功能特点

随着年龄的增加，人体许多组织器官的细胞再生能力降低，甚至丧失，功能性细胞逐渐减少，细胞的生理功能也逐渐降低。

人体肾功能随年龄增加而减退，具体体现在肾血流量、肾小球滤过率和肾小管对葡萄糖的重吸收能力都随年龄增加而呈下降趋势。

老年人因为消化液分泌下降,消化酶减少,胃酸不足甚至缺乏,消化功能随之减退,因此营养素的生物利用率下降,增加了维生素和矿物质的需要。胆囊功能减退和胰液分泌减少,造成脂肪消化不良。随着肠黏膜的萎缩和血管减少,消化道的吸收能力也逐渐降低。由于肠蠕动减慢,肠壁肌肉弹性降低,饮水不足会引起慢性便秘。

老年人的免疫功能随年龄增长不断下降,增加了机体的易感性,甚至还会出现自身免疫力下降现象。

随着年龄的增加,视力和听力也随衰老而下降,甚至会发生白内障和眼底退行性病变。多数人由于大脑细胞减少,记忆力大大下降,尤其对新近事物容易忘记。

老年人心率减慢,心搏出量减少,血供不足,又因随年龄增加而血管硬化、血管弹性下降,致血压不断升高。在运动时容易造成心脏负担过重,运动后恢复减慢,故不宜进行超负荷的活动,以免引起心血管意外而危及生命。因此,合理调整膳食结构以防治心、脑血管疾病就成为十分重要的措施。

三、营养代谢的种类及特点

(一) 能量代谢

随着身体组织的变化,肌肉蛋白质减少,老年人基础能量代谢率下降,能量消耗也相应减少。能量摄入与消耗不平衡会引起超重和肥胖,或体重过轻,这些都不利于健康长寿。

（二）蛋白质代谢

在人体衰老进程中，氨基酸转化的速度明显变慢，蛋白质的合成代谢也随之降低，激素和酶的生成也明显不足。酶蛋白结构发生变化，使酶的活性降低，如消化酶、乙酰胆碱酯酶、代谢酶、钠钾ATP酶和钙镁ATP酶等的活性均随年龄增加而下降。此外，不仅激素的合成与分泌随年龄增加而下降，激素受体也因结构改变对激素的敏感性降低，亲和力也逐渐下降，激素的生理效应下降，如肾上腺皮质激素、甲状腺素、性激素的合成和分泌均随年龄的增加而下降。正因为老年人蛋白质的合成利用率降低，供给量要在正常成年人的基础上有所增加，尚可减缓因蛋白质缺乏而导致的各项功能的衰退。

（三）脂代谢

老年人胆汁分泌逐渐减少，分解酶活性下降，脂肪合成酶的活性增强，血脂明显增加，血清总胆固醇和甘油三酯升高。这些会造成动脉粥样硬化，增加血管意外的风险。因此，老年人需要控制脂肪的摄入量。但脂肪中还含有人体需要的必需脂肪酸和一些脂溶性维生素，过分禁忌脂肪也是不可取的。经研究，OMEGA-3系的不饱和脂肪酸具有降低血液黏度，预防动脉粥样硬化，防止血栓形成的作用。老年人适量摄入脂肪，增加优质脂肪的比例，对预防动脉粥样硬化具有积极作用。

（四）碳水化合物代谢

碳水化合物是各种不同类型糖的总称，它主要包括：单糖（葡萄糖,果糖,半乳糖等）、双糖（甜食中的蔗糖,奶中的乳糖及麦芽糖等）、可消化的多糖（米、面等各种食物中的淀粉）和不可消化的多糖（蔬菜、水果中的纤维素）。老年人的糖代谢明显降低,胰岛素合成及胰岛 B 细胞对葡萄糖的敏感性均降低,人体的糖耐量也随年龄的增加而下降,胰岛素和胰岛素靶向受体结合障碍,导致胰岛素抵抗,老年人患糖尿病和心脑血管疾病风险随之增加。膳食中的碳水化合物以米面为主的淀粉为佳。根据老年人消化特点,精细的食物更易消化吸收,但会使血糖快速升高,少食多餐,适量加入一些粗杂粮,增加膳食纤维,促进肠道蠕动,可以避免血糖的波动,对预防便秘,降低血脂、血糖,预防各种心血管疾病和癌症都具有良好作用。

（五）维生素代谢

老年人进食减少,会导致维生素的摄入量不足,一些慢性疾病也会引起继发性维生素缺乏,再加上维生素的主要来源——蔬菜水果的种植方式发生极大变化,造成食物中维生素的含量下降,加重了老年人对维生素的缺乏程度。据研究,维生素 A（含类胡萝卜素）、维生素 C、维生素 E 被称为抗氧三剑客,对于预防癌症,延缓衰老,保护心脑血管都有积极作用。最近又证明维生素 B_6、维生素 B_{12}、叶酸与同型半胱氨酸代谢密切相关,而血中同型半胱氨酸增高又是动脉粥样硬化的危险因素,摄入足量的维生素 B_6、维生素 B_{12}、叶酸可防止同型半胱氨酸的增高,对预防心脏血管疾病有积极作用。

（六）水、矿物质代谢

人体细胞内水分随年龄增加而减少，从体液的分布看，主要是细胞内液的减少。由于肾功能减退，肾小动脉硬化和肾小球的破坏，而不能调控水的平衡。细胞外液主要成分钠和氯，其总量与年龄关系不大，但作为细胞内液主要成分的钾、镁和磷，总量随老年细胞内液的减少而下降，从而影响到细胞外液的渗透压及酸碱平衡，这也是老年人易发生脱水、水肿的原因。又因老年人调节机制下降，对口渴不敏感，因此经常补充水分显得尤为必要。老年人会出现钙的负平衡，男性从 50 岁，女性从 40 岁开始，就会有骨质损失的现象。除摄入量不足外，老年人对钙的消化吸收率也逐渐下降，加上维生素 D 合成不足，调控钙代谢的甲状旁腺素增加，甲状旁腺素增加的后果是破骨细胞活跃，加剧了骨质疏松，随之降钙素含量也增加，使老年人更容易缺钙，出现骨质疏松症和骨折。因此，老年人的钙和维生素 D 的摄入均应增加。需要摄入更多含钙丰富的食物，比如乳制品、豆制品等。

老年人营养代谢的特点是能量代谢下降，蛋白质合成减慢，脂肪堆积与容易过氧化，糖耐量下降，酶的含量及活力不足，激素及其受体的敏感性下降，机体内水总量和细胞内液及所含钾、镁、磷均减少，钙与维生素、微量元素的生物利用率不足，而容易导致骨质疏松、癌症、心脑血管疾病、糖尿病等慢性病的发生。因此，依据老年人代谢特点，采取合理的营养措施，使老年人精力充沛，延缓衰老，这将对防治老年多发病具有极其重要的作用。

第三节　老年人的营养保健教育

一、营养保健教育的重要性

古人云:"民以食为天。"人体的营养主要来自每天的饮食,没有食物就没有营养。食物,是营养的物质载体,在维系生命和健康的过程中起着非常重要的作用。身体需要营养的平衡,食物的选择首先要考虑身体需要的营养。食物的搭配可以起到营养互补的作用,或弥补某些损害和缺陷。

随着经济的快速发展和人民生活水平的日益提高,人们的生活方式及膳食结构发生了很大变化,而因营养问题所引发的慢性病也逐渐增多,由此给社会和家庭带来了极大的痛苦,也为家庭和社会增加了沉重的负担,造成的经济损失是不可估量的。

慢性病的发生一部分原因是由营养问题带来的。营养的问题并非全部归因于营养缺乏,最主要原因是人们的营养知识缺乏,在日常饮食中营养不足或营养过剩都是由于营养供给不均衡所引起。尤其在老年群体中,由于受传统饮食习惯影响,在追求色、香、味的过程中忽视了饮食的质量和营养,特别是没有科学地计算营养,不知道平衡一日三餐的营养素,导致膳食结构失衡,每日三餐不足以满足一天的营养需要量,特别是钙、铁、锌、硒、维生素 A 等维生素和矿物质的不足,造成营养失衡。

开展老年人营养保健教育有着重要的现实意义,健康饮食,不仅仅要强调食品安全,更重要的要破除饮食误区,潜在的营养问题容易被人们忽视。据中国营养学会的调查显示,近10年来,我国社会经济得到了快速发展,一方面为消除营养缺乏和改善居民健康提供了经济、物质基础;另一方面导致膳食结构、生活方式和疾病谱的变化。营养问题导致的健康问题,将直接影响人口整体素质的提高,继而阻碍社会经济的发展。今后10~15年是我国改善国民营养健康、降低疾病负担的关键战略时期,抓住机遇,及时采取措施,提高人民群众营养素养,普及营养学的相关知识,是实现合理膳食、均衡营养的前提。通过学习营养保健知识,我们能够认识到营养问题给我们带来的危害,充分认识饮食营养保健的重要作用,积极预防应对并及早干预。由于膳食不均衡造成老年人营养缺乏或营养过剩及相关疾病的发生会有所下降,避免疾病的发生,提高老年人生活质量,从而使中国人的健康和人均寿命得到显著的提高。

健康饮食关系居民身体素质,国民营养状态是衡量国家综合实力与发展水平的重要标志。《"健康中国2030"规划纲要》提到,推进健康中国建设,以提高人民健康水平为核心,以普及健康生活、优化健康服务、大幅提高健康水平,改善国民的营养水平,全方位、全周期维护和保障人民健康,大幅提高健康水平,为实现"两个一百年"奋斗目标和中华民族伟大复兴的中国梦提供坚实健康基础。因此,营养保健教育刻不容缓。

二、营养保健教育的任务

目前营养保健意识已经逐渐渗透进人们的健康观念中,人们对健康的需求和对营养知识的渴求也发展到一个新的阶段。营养保健教育已经成为国家和全民的重要任务。为了实现全民健康长寿的目标,我们需要把科学饮食、促进健康、提高生活质量作为营养保健教育的目的。

营养健康教育是营养健康行业发展的必然趋势。要想促进营养健康事业的发展,健康教育是第一步,是营养健康事业的原动力,因此当前营养健康事业迫在眉睫的任务就是营养健康教育。根据老年人的实际情况,营养健康教育应以通俗的专业知识、普及科学知识和兼顾人性化的教育方式,以《中国居民膳食指南》《中国食物成分表》《中国居民膳食营养素参考摄入量》等标准为依据,让居民真正理解营养保健教育的内涵,学到营养保健教育相关知识,并应用于生活中,为老年人乃至全中国所有人的健康服务。

要以符合老年人的营养保健教育形式,用通俗易懂的方式讲述专业知识,力求精简通俗安排学习资料,避免过高过深的理论知识。通俗化的教育形式,更能使老年人轻松学习,明白其中内涵,学到并运用所学知识在营养保健中发挥应有的作用。

健康知识普及化是营养保健教育的重要任务,只有做到普及才能够受益全民。随着经济的快速发展和人民生活水平的提高,亿万人民对健康的渴望也空前强烈,希望通过科学营养来提高健康水平,延年益寿,因此健康知识普及化是营养保健教育的主要任务。

行为改变是一个相当复杂的过程,成熟的理论有知-信-行模式和健康信念模式两种理论。知-信-行模式是将人类行为的改变氛围获取知识、产生信念及形成行为三个练习过程。可表示为知识→信念→行为。"知"是知识和信息,是基础;"信"是信念和态度,是动力;"行"是行为和行动,是目标。老年人通过学习,获得健康知识和技能,逐步形成健康的信念和态度,从而改变不利的健康的行为,形成健康的行为。健康信念模式是在采取促进健康行为,放弃危害健康行为的实践中,可表示为:空间(感觉到疾病严重性)→认识效益和障碍→具有自我效能。

在健康教育中健康教育领域广泛运用的行为矫正技术有激励疗法、示范疗法、脱敏疗法、厌恶疗法等。

人性化教育是老年人营养保健教育的重要特点,即因时因人制订教育计划,要通过最简单的教育方式和通俗易懂的学习资料,依据每个人实际情况,设计出科学的、容易执行的营养方案,根据每人情况开具营养处方和日常食谱,让营养健康教育真正地发挥作用。

营养保健教育涉及千家万户,营养保健教育的重大意义是使全国人民都能对健康教育有所认识,通过不同形式进行教育,比如,利用各级社区卫生服务机构或各种社会团体(如健康管理协会、营养协会、老年大学)等平台进行教育,形成健全的教育网络,使每个人都能理解营养膳食的意义和重要性,掌握营养膳食的基本知识,让营养学真正服务于老年人的健康。

居民营养与健康状况是反映一个国家或者卫生保健水平和人

口素质地区经济与社会发展的重要指标。居民营养和健康状况又会影响社会经济的发展。依据现阶段我国营养保健教育的成效和我国居民的营养观念,随着经济的发展和我国居民对健康的需求不断提高,营养立法成为必然趋势。通过立法规范营养膳食的管理,规范居民的营养行为,为提高全民的身体素质,促进全民健康提供保障。

第二章　老年人必需的营养素

营养是健康的根本、生命的源泉。营养素是能维持人体健康以及提供人体生长、发育和劳动所需要的各种物质的统称。老年人由于基础代谢率降低，身体各项机能逐步衰退，尤其是 70 岁以上老人更为明显。营养在老年人衰老过程中发挥重要作用，过去主要表现为营养不良，现在是营养失调。营养失调不仅会加速衰老，还会引起诸多不适症状甚至引发疾病。咀嚼、消化、吸收机能减退，味觉减退，胃肠蠕动减慢，肌肉萎缩，关节疼痛，牙齿脱落，失眠，便秘等诸多症状越来越多。那么老年人的饮食营养应注意哪些问题呢？老年人需要哪些营养素呢？本章将带领大家认识人体所必需的营养素：蛋白质、脂类、碳水化合物（糖类）、无机盐（矿物质）、维生素、膳食纤维和水，此外还有植物化学物。

第一节　生命的物质基础——蛋白质

我们每个人所必需的营养素近 50 种，通常分为七大类，即：蛋白质、脂肪、碳水化合物（又称糖类）、维生素、无机盐（又称矿物质）、水和膳食纤维。

一、为什么身体需要蛋白质

蛋白质是生命的物质基础,是我们身体必需的营养素之一。在人体各个器官、组织和体液内,都有蛋白质的成分。蛋白质是构成和修补人体组织的重要材料。例如,小肠黏膜细胞每 1~2 天即更新一次,血液红细胞每 120 天更新一次,头发和指甲也在不断更新生长。身体受伤后的修复也需要依靠蛋白质的补充;体内新陈代谢过程中起催化作用的酶,调节生长、代谢的各种激素以及有免疫功能的抗体都是由蛋白质构成的。此外,蛋白质对维持体内酸碱平衡和水分的正常分布也都有重要作用。摄入充足的蛋白质有助于增强身体的抵抗力。

二、植物蛋白好还是动物蛋白好

蛋白质广泛存在于自然界中,动物、植物体内都含有不同种类和数量的蛋白质。按照食物来源不同,可分为植物性蛋白质和动物性蛋白质。

植物性蛋白质存在于谷物、豆类和坚果中,大豆含有丰富的优质蛋白质。谷类是我们的主食,蛋白质含量居中(约 10%),是我国居民膳食蛋白质的主要来源。蔬菜水果等食品蛋白质含量很低,几乎不具有蛋白质营养价值。植物性蛋白质利用率较低(除大豆蛋白质外)、脂肪含量低,且多为不饱和脂肪酸,必需氨基酸含量较低,无胆固醇,可降低人体胆固醇。植物性蛋白质适合肥胖、"三高"人群食用,既可以满足身体对蛋白质的需求,又可以减少摄入胆固醇,从而有利于病情的缓解和身体的康复。

动物性蛋白质主要存在于瘦肉、鱼类、蛋、奶中,具有含量高、质量高的特点。但是脂肪含量高,且多为饱和脂肪酸,必需氨基酸含量高,含胆固醇,可提高人体胆固醇。动物性蛋白质含有饱和脂肪酸和胆固醇,消瘦者可以多食用一些动物性蛋白质,健康人群也可适当食用动物性蛋白质。

营养小贴士

不能笼统地说哪种蛋白质更好,两者不能互相替代。最好将各种食物互相搭配食用,取长补短。

大豆蛋白质是最具营养的植物性蛋白质。因其氨基酸构成与牛奶蛋白质相近,除蛋氨酸含量略低外,其余必需氨基酸含量都很丰富,在营养价值上与鸡蛋、牛奶、牛肉等动物性蛋白质等同,吸收利用率也高。

三、如何摄取充足优质的蛋白质

(一)摄入足量的蛋白质

蛋白质的供给量与膳食蛋白质的质量有关。我国居民膳食以植物性食物为主,蛋白质质量较差。人体在衰老的过程中,蛋白质代谢以分解代谢为主,合成代谢速度逐渐减慢,身体内的蛋白质逐渐被消耗,容易出现负氮平衡。而且由于其肝、肾功能降低,过多摄入蛋白质也会增加肝、肾负担。因此,老年人膳食蛋白质的摄入

应以适量的优质蛋白质为宜,摄入量为每日每公斤体重 1.0~1.2
g,蛋白质供能比为 12%~14%。如表 2-1 所示。

表 2-1　老年人能量和蛋白质推荐摄入量(RNI)

年龄	65~79 岁				≥80 岁			
性别	男		女		男		女	
活动程度	轻体力活动	中体力活动	轻体力活动	中体力活动	轻体力活动	中体力活动	轻体力活动	中体力活动
能量(kcal/d)	2050	2350	1700	1950	1900	2200	1500	1750
蛋白质RNI(g/d)	65		55		65		55	

(二) 补充优质的蛋白质

动物性蛋白质和植物中的大豆蛋白质都属于优质蛋白质。优
质蛋白质中含有人体必需的氨基酸,并且数量充足、比例适当,与
人体需要最为接近、吸收利用率高。多食用富含优质蛋白质的食
物可以起到事半功倍的效果。老年人的蛋白质摄入总量与青壮年
时期保持一致,要注意提高优质蛋白的摄入量,建议老年人优质蛋
白量占到总蛋白的 50%~60%。例如一个中等身材的老年人,每天
1 个鸡蛋、一袋牛奶,加上 100~150 g 的肉类和豆制品,基本可以满
足每天蛋白质的需求,而且优质蛋白也占到 50% 左右。如表 2-2、
图 2-1 所示。

表 2-2　优质蛋白质的食物来源

食物种类	来源
肉类	牛肉、兔肉、驴肉等
禽类	鸡肉、鸽肉、鹌鹑等
鱼类	鲈鱼、黑鱼、鲫鱼、墨鱼等
奶类	牛奶、羊奶等
豆类	大豆及豆制品

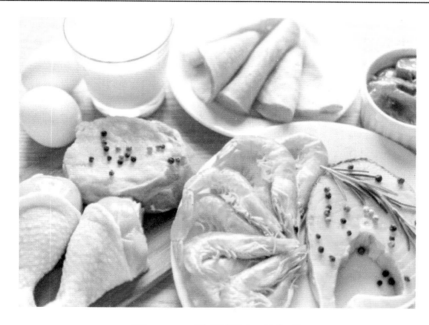

图 2-1　优质蛋白质食物

（三）学会蛋白质的混合搭配食用

利用蛋白质的互补作用，可以有效提高食物蛋白质的吸收和利用率。例如，大米、面粉中的赖氨酸含量少，搭配大豆、肉类可以弥补赖氨酸的缺乏，大大提高膳食中蛋白质的营养价值，有利于身体健康。最佳混用搭配：肉类+豆类+米、面。

四、老年人缺乏蛋白质，会有哪些表现

老年人缺乏蛋白质，首先容易出现头昏脑涨、情绪低落。主要是因为多巴胺和 5-羟色胺等神经递质需要蛋白质进行组合，而蛋白质的缺失，也会对神经递质造成一定影响。其次，头发变干变黄容易掉落和断裂，皮肤变得粗糙松弛。

另外，人体的免疫细胞也是由蛋白质组成，一旦身体缺乏蛋白质就会使得免疫系统功能变差，免疫力下降，且容易感到疲劳。

营养小贴士

坚果不是优质蛋白，不建议多吃

从补充蛋白质的角度来说，坚果并不是优质蛋白，因为其油脂含量很高。如 15 g 的果仁，约等于 10 g 的食用油或半两饭，一般不建议老年人多吃。如果日常吃了瓜子、核桃等坚果，做饭时可以有意识减掉一点炒菜用油。

营养小贴士

蛋白粉选择要慎重

对于饮食很正常，消化功能没问题，也没有低蛋白血症的老年人来说，首先推荐通过一日三餐补充蛋白质。如果老人饮食有问题，比如动物性食物摄入特别少，身体患有低蛋白血症、肌少症等，可以考虑服用蛋白粉，但最好在医生指导下，蛋白质虽然重要，但也不是越多越好，否则容易造成肝肾损伤。

市场上的蛋白粉主要有三种：大豆蛋白、乳清蛋白和混合成

分,其中从牛奶中提取的乳清蛋白作用更好一些,价格也高一些,低蛋白血症、手术恢复期、肌少症等患者都可以服用。

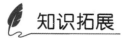 知识拓展

关于老年人吃鸡蛋的问题

一般来说,鸡蛋中的蛋白质营养价值最好,但因含胆固醇较高,比较适合不需限制胆固醇摄入的老人。营养专家提醒,虽然鸡蛋的蛋白质不易被破坏,但也忌久炸久煮,所以在吃鸡蛋时,以新鲜水煮蛋或蛋羹为好,每天以1个为宜。本身胆固醇偏高的老人,则应多吃鱼肉,因为它除了富含优质蛋白外,所含的多种不饱和脂肪酸还有降低胆固醇的作用。

第二节　能量的重要来源——脂类

说起脂类,很多人会"嫌弃"它,因为我们总是认为脂类是减肥、身体健康的"头号敌人"。其实,脂类是一把"双刃剑"。脂肪是膳食中美好风味的主要来源,能够激发人的食欲;此外,脂肪也是人体热量的重要来源,具有重要的生理作用。正确地认识脂类,合理地利用它,对维持我们身体的健康是十分必要的。

脂类包括两类物质。一类是脂肪,由甘油和脂肪酸构成;另一类是类脂,在营养学上较重要的类脂有磷脂、糖脂、胆固醇、脂蛋白等。由于脂类中大部分是脂肪,类脂只占5%左右,且常与脂肪同时存在,因而营养学上常把脂类统称为脂肪。

一、脂肪有什么作用

（1）储存能量和供给能量。1 g 脂肪在体内分解成二氧化碳和水并产生 38KJ（9kcal）能量，比 1 g 蛋白质或 1 g 碳水化合物高一倍多。

（2）磷脂、糖脂和胆固醇是构成细胞膜的重要结构。胆固醇又是合成胆汁酸、维生素 D_3 和类固醇激素的原料。

（3）保护内脏，维持体温。皮下脂肪和脏器周围的脂肪垫，能缓冲外力的冲击和减少内部器官之间的摩擦，以保护内脏；可防止体温过多向外散失，也可阻止外界热能传导到体内，有维持正常体温的作用。

（4）提供必需的脂肪酸。

（5）提供脂溶性维生素。如鱼肝油中含有维生素 A、D，许多植物油富含维生素 E，脂肪还能促进这些脂溶性维生素的吸收。

（6）增加饱腹感。因为脂肪在胃肠内停留时间较长。

二、如何正确选择脂肪

脂肪是由一分子甘油和三分子脂肪酸组成的，许多脂肪的物理特性都取决于脂肪酸的饱和程度、碳链的长短和碳原子间双键的数目多少。

不能简单地用"好"和"坏"来定义脂肪酸。比如我们常把胆固醇作为一种有害健康的物质对待，但胆固醇是合成胆汁、肾上腺皮质激素、性激素和维生素 D 的重要物质，只有过量时才会对人体造成伤害。比如我们认为 EPA(二十碳五烯酸)和 DHA(二十二碳六烯酸)能降低血脂,对人体健康有多种有益作用,然而摄入过量同样会发生不良作用。如表 2-3,表 2-4 所示。

表 2-3　膳食脂肪酸的种类、食物来源

脂肪酸种类	特点	食物来源
单不饱和脂肪酸	只有一个双键,人体可合成,以油酸为主	菜籽油、橄榄油、牛油果、花生油、坚果油
多不饱和脂肪酸	含有多个双键,可分为 ω-3 和 ω-脂肪酸	深海鱼油(富含 EPA 和 DHA)、大豆油、玉米油、葵花籽
饱和脂肪酸	室温下常为固体,不易被氧化,多见于动物脂肪	肥肉、牛羊肉、未脱脂牛奶、动物脂肪
反式脂肪酸	耐高温、不易变质、存放久等特点,多见于加工食品	蛋糕、快餐食品、人造黄油、奶油饼干

表 2-4　常用油脂的脂肪酸组成及含量

油脂种类	脂肪配含量/g		
	饱和脂肪酸	单不饱和脂肪酸	多不饱和脂肪酸
大豆油	14	25	61
花生油	14	50	36
玉米油	15	24	61
低芥酸菜籽油	6	62	32
葵花籽油	12	19	69

续表 2-4

油脂种类	脂肪配含量/g		
	饱和脂肪酸	单不饱和脂肪酸	多不饱和脂肪酸
棉籽油	28	18	54
芝麻油	15	41	44
棕榈油	51	39	10
猪脂	38	48	14
牛脂	51	42	7
羊脂	54	36	10
鸡脂	31	48	21

 知识拓展

ω-3 脂肪酸的组成和功能:ω-3 脂肪酸包括三种脂肪酸,a-亚麻油酸、EPA(二十碳五烯酸)和 DHA(二十二碳六烯酸)。a-亚麻酸存在于亚麻油(又名胡麻油)中,后二者存在于鱼肉、鱼油、海藻中。特别是被誉为脑黄金的 DHA,具有更强的生物活性和广泛的保健与医疗作用。ω-3 脂肪酸有多种生理功能:降低血液中甘油三酯和胆固醇的含量,具有降血脂,降血压,预防动脉硬化和心脑血管疾病的作用;抑制血小板凝集,防止血栓形成,改善微循环,对防治冠心病和脑梗有显著作用;健脑益智、增强记忆力:能防止老年人大脑功能减退,提高和改善脑功能,延缓脑萎缩、防止老年痴呆;保护视力;抗癌;预防乳腺癌、直肠癌等癌症;提高机体免疫功能;等等。

营养小贴士

多不饱和脂肪酸对人体健康虽然有很多益处，但不可忽视其易产生脂质过氧化作用，对细胞和组织可造成一定的损伤；此外，部分多不饱和脂肪酸还有抑制免疫功能的作用。因此在考虑脂肪推荐摄入量时，必须同时考虑饱和脂肪酸、多不饱和脂肪酸和单不饱和脂肪酸三者间的合适比例，通常为1：1：1。

三、反式脂肪酸有什么危害

（一）什么是反式脂肪酸

不饱和脂肪酸碳链上氢原子的位置位于两侧的叫反式脂肪酸。其性质类似饱和脂肪酸，大多数对人体有害。

反式脂肪酸产生于1902年，科学家因发现动物油中的饱和脂肪酸对人体心、脑血管不利，而植物油的不饱和脂肪酸又对高温具有不稳定和无法长期储存的特点，于是就采用对植物油加氢，将顺式脂肪酸转变成在高温下也能稳定的反式脂肪酸。食品制造商则利用此法制造人工黄油等多种食品，不但可延长货架存放期，且可稳定食品风味和产品的稳定性。

近些年来含有反式脂肪酸的食品越来越多，据营养学家们调查，大部分点心、饼干、炸薯片（薯条）、奶油面包、方便面、薄脆饼、油酥饼、麻花、巧克力、咖啡伴侣、速溶咖啡、人造黄油、沙拉酱、奶油蛋糕、冰淇淋、糖果、汤圆以及各种零食中，多半含有反式脂肪酸。总之，在用氢化植物油炸的小食品、精炼油及烹调加温过高的植物油和反刍动物的肉、奶等中均含有反式脂肪酸。

（二）反式脂肪酸的危害

（1）降低记忆力，增加患老年痴呆的风险。

（2）反式脂肪酸不易消化吸收，容易在体内积累导致肥胖。尤其是薯片、薯条和油炸食品，需要控制食用。

（3）易引发心脑血管病。

（4）易导致血栓形成，对于血管壁脆弱的老年人尤其危险。

（5）影响婴幼儿生长发育。

（三）如何能避免或减少摄入反式脂肪酸

（1）在烹饪加工时要避免使用和反复使用高温油。

（2）到饭店就餐和到商店购买食品时，要注意查看食物配料表，对含有反式脂肪酸的食品尽量勿吃勿买。

（3）保持传统的中国饮食风俗，不吃人造黄油、奶油、人造植物油、氢化油、沙拉酱、起酥油等。

四、老年人如何科学地摄取脂肪

由于老年人对脂肪的代谢功能减退，且活动量少，因此应减少脂肪的摄入量。中国营养学会建议老年人膳食脂肪提供的热量应占全天摄入总热量的 20%～25%，一般摄入 30～40 g 脂肪即可满足。老年人所需的亚油酸等不饱和脂肪酸与饱和脂肪酸应保持适当比例，一般以 1.25∶1 为宜。要适当控制含高胆固醇食物的摄入，如动物脑、鱼卵、蟹黄、蛋黄、肝、肾等，一般每日胆固醇摄取量宜为 300 mg 以内。减少膳食中饱和脂肪和胆固醇,增加不饱和脂肪的含量,能有效地降低人体血清总胆固醇、低密度脂蛋白胆固醇水平,使得冠心病和脑卒中发病率和死亡率明显下降。

　　植物油如橄榄油、花生油、菜籽油中,其单不饱和脂肪酸、多不饱和脂肪酸与饱和脂肪酸含量接近,长期食用对胆固醇与动脉粥样硬化无明显影响;玉米油、米糠油、大豆油、芝麻油、葵花籽油等含较多的多不饱和脂肪酸,可增加胆固醇的分解和排泄,有降低血胆固醇、延缓动脉粥样硬化的作用,所以,老年人最好食用上述植物油。但需要注意,植物油虽然是多不饱和脂肪酸,但它也是脂肪、是高能量的物质,摄入过多照样会引起肥胖,导致心脑血管病、糖尿病等慢性疾病的发生,因此中国营养学会推荐的食用油量为每人每天 25 g,不要过量摄入。此外,植物油易氧化,特别是阳光中的紫外线,可加速脂肪的氧化酸败,因此,对植物油应避光保存。

　　膳食脂肪的来源:除食用油含 100% 的脂肪外,畜类动物肉含脂肪较多,多为饱和脂肪酸;禽肉一般含脂肪量也较低,多在 10% 以下;鱼类一般含脂肪量也低,多在 5% 左右,且均为不饱和脂肪酸;植物性食物中,坚果类含脂肪高,最多者可达 50% 以上,其组成多以亚油酸为主,是多不饱和酸的重要来源;蛋类以蛋黄含脂肪高,约 30%,但全蛋仅为 10% 左右,其组成以不饱和脂肪酸为多。

营养小贴士

　　老年人要避免由脂肪摄入过量引起的诸多健康问题,需要注意:①每天要有一定的运动量,并持之以恒;②饮食尽量清淡,避免摄入过多油脂;③纠正饮食中脂肪类型的失衡。注意均衡的膳食,坚持一日三餐的食物多样化,粗细搭配,有足够的蔬菜和水果,饮用足够的水,适当补充多种维生素。

五、如何科学认识胆固醇

胆固醇是类脂的一种,人体各组织中皆含有胆固醇,其具有构成细胞膜,生成类固醇激素、维生素 D、胆酸盐和储存于组织等功能。

人体胆固醇来自膳食和体内合成。我们每天从膳食中可摄入 300~500 mg 的外源性胆固醇,主要存在于动物性食物中,以动物内脏,尤其脑中含量丰富,蛋类和鱼子、蟹子的胆固醇含量也高,其次为蛤贝类,鱼类和奶类含量较低。这些游离胆固醇,约有 40% 被小肠吸收,与长链脂肪酸结合形成胆固醇酯,大部分形成乳糜微粒,有少量组成极低密度脂蛋白,经淋巴系统进入血循环。

血浆胆固醇浓度受多种因素调节:高热量、高饱和脂肪酸饮食能促进胆固醇合成,使其血浓度增高;饥饿、低热量饮食或肝吸收胆固醇较多时,可减少胆固醇合成;饮食中含有丰富的不饱和脂肪酸时,可生成较多胆固醇酯,从而使血浆胆固醇浓度降低,此外,食物中的纤维素可使胆固醇吸收减少,可降低血浆胆固醇。

当脂质代谢发生异常或膳食胆固醇摄入量超过身体调节能力时,血液中的胆固醇浓度就会升高并逐渐在血管内壁上沉积而引起血管腔狭窄,从而降低血流速,造成高血压和动脉硬化。这时,除药物治疗外还应限制富含胆固醇的食物。

知识拓展

卵磷脂在人体、动物的脑、神经组织、肝、肾上腺及红细胞中含量较多,蛋黄富含卵磷脂。卵磷脂有利于胆固醇的溶解和排泄,能防止脂肪肝的形成,还是体内磷的重要来源。卵磷脂有降血脂、防止动脉粥样硬化的作用。大豆卵磷脂因其更易于运输胆固醇,使胆固醇不沉积于动脉壁,降血脂的作用更优于蛋黄中的卵磷脂。

六、血脂、脂蛋白与高脂血症的关系

(一) 血脂

血脂是血液中所含脂质的总称,主要包括甘油三酯、胆固醇、磷脂、游离脂肪酸等。血脂的来源有外源性和内源性两类,外源性来自食物的油脂、脂肪,内源性主要由肝脏和小肠黏膜等组织合成。其中游离脂肪酸约占血脂的 5%~10%,是机体能量的主要来源。

血脂的水平变化很大,一般在餐后 3~6 小时渐趋稳定,测血脂水平应在餐后 12~14 小时为宜。

(二) 脂蛋白

1. 脂蛋白

脂蛋白是由脂质(主要是胆固醇、甘油三酯和磷脂)与蛋白质组合而成的化合物,因脂类不溶于水,必须与蛋白质结合才能溶解于血浆中。主要包括:乳糜颗粒(CM)、极低密度脂蛋白(VLDL)、中间密度脂蛋白(IDL)、低密度脂蛋白(LDL)、高密度脂蛋白

（HDL）五大类。多数脂蛋白在肝和小肠组织中合成，并主要经肝脏进行分解代谢。

2. 脂蛋白的代谢

（1）乳糜微粒。颗粒最大、密度低，富含甘油三酯。其主要作用是将来源于饮食的外源性甘油三酯，运送到肝组织供利用，在运送的过程中被脂蛋白脂酸（LPL）水解。含胆固醇丰富的乳糜微粒残体被肝脏摄取、代谢，使肝脏的胆固醇含量增加。进一步代谢可参与低密度和高密度脂蛋白的形成。由于乳糜微粒大，一般不能进入动脉壁内，不易引发动脉粥样硬化，但易诱发胰腺炎。

（2）极低密度脂蛋白。主要在肝内合成，是低密度脂蛋白的主要前体物质。基础饮食，血浆胰岛素、胰高血糖素、肾上腺素等浓度，肥胖的程度等因素均可影响肝内极低密度脂蛋白的分泌率。血浆中极低密度脂蛋白含量增高时，血浆混浊，是动脉硬化和心脑血管病的危险因素。

（3）低密度脂蛋白。是极低密度脂蛋白的降解物，其主要作用是将胆固醇从肝内运转到肝外组织。其中 SLDL 颗粒相对较小，容易进入动脉壁内，且更容易被氧化，因而具有较强的致动脉粥样硬化作用。

（4）高密度脂蛋白。主要作用是在血浆中促进乳糜微粒和极低密度脂蛋白分解并合成胆固醇酯。它能将肝外组织细胞中的胆固醇逆转出来，然后被肝分解代谢，这一过程称为胆固醇的逆转运。血浆中的游离胆固醇在高密度脂蛋白中转化为胆固醇，可阻止游离胆固醇在动脉壁和其他组织中积聚。血浆高密度脂蛋白升高,可促使动脉壁等外周组织移除胆固醇,防止动脉硬化的发生。

高碳水化合物饮食可引起极低密度脂蛋白升高,高密度脂蛋白降低;烟酸(维生素 B_3,或维生素 PP)可抑制极低密度脂蛋白合成,使高密度脂蛋白升高,并延长其作用。

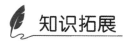 知识拓展

甘油三酯的代谢

来自食物的外源性甘油三酯经消化、吸收后成为乳糜微粒的主要成分,内源性的甘油三酯主要构成极低密度脂蛋白后进入血浆。血浆中的甘油三酯,是机体供给能量的恒定来源,它在低密度脂蛋白作用下分解为游离脂肪酸供肌细胞氧化或储存于组织。任何来源的甘油三酯过多或分解代谢障碍都可引起高甘油三酯血症。此外,血浆游离脂肪酸升高表示脂肪动员加强。糖尿病患者的血浆游离脂肪酸多升高。

（三）血脂异常和高脂血症

由于脂肪代谢或转运异常,使血浆中一种或几种脂质高于正常水平时称为高脂血症。主要表现为高胆固醇血症,高甘油三酯血症或两者兼有的混合型高脂血症。因脂质与蛋白质结合以脂蛋白形式在血液循环中运转,因此高脂血症常以高脂蛋白血症为反映指标。另外,血浆中高密度脂蛋白降低也是一种代谢紊乱,因而称为血脂异常更为全面、准确。

临床上可分为两类:①原发性,属遗传性脂代谢紊乱疾病;②继发性,常见于控制不良的糖尿病、甲状腺功能减退症、肾病综

合征透析、肾移植、胆道阻塞、口服避孕药等。血脂异常与心血管病尤其与冠心病的发生和发展密切相关，是代谢综合征的主要诱因之一。

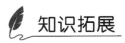 **知识拓展**

血脂检查

血脂检查主要看四个指标：总胆固醇、低密度脂蛋白胆固醇、高密度脂蛋白胆固醇和甘油三酯。胆固醇的升高会增加动脉粥样硬化、冠心病、高血压的风险；甘油三酯轻度、中度升高会促进动脉粥样硬化发生，极度升高可导致急性胰腺炎发作；低密度脂蛋白胆固醇也叫"坏胆固醇"，低密度脂蛋白过量时，容易在动脉管壁沉积，形成动脉硬化斑块，阻塞血管，导致心脑血管疾病；高密度脂蛋白胆固醇也叫"好胆固醇"，高密度脂蛋白胆固醇数值在 40 ~ 59 mg/dL 为正常范围；高于 60 mg/dL 是身体健康和生活方式良好的表现。总胆固醇，低密度脂蛋白胆固醇和甘油三酯升高，或者高密度脂蛋白胆固醇降低，都属于血脂异常，血脂异常是身体给你发出的警告信号，需要相应的进行调理治疗。

营养小贴士

高脂血症的饮食调理

保持热量均衡分配，每餐七八分饱，不偏食，忌暴饮暴食，晚餐宜清淡、不吃夜宵。

主食以谷类为主，粗细搭配，可适量增加玉米、荞麦、燕麦等成分，保持糖类供热量占总热量的 55% 以上。

增加豆类食品,提高蛋白质利用率,平均每日应摄入黄豆 30 g 以上,或豆腐干 45 g,或豆腐 75~150 g。

增加不饱和脂肪酸含量较高、蛋白质较高的动物性食物,如鱼、虾、禽等。每日总脂肪供热量不超过总热量的 25%。

食用油保持以植物油为主,每人每日用量以不超过 25 g 为宜。

膳食中胆固醇含量不宜超过 300 mg/dL。

保证每日摄入的新鲜水果及蔬菜达 500 g 以上,其中一半以上为深色或绿色蔬菜。

减少精制米、面、糖果、甜糕点的摄入,以防摄入热量过多。

膳食成分中应含有足够的维生素、矿物质、植物纤维及微量元素,适当减少食盐摄入量。少饮酒,少饮含糖多的饮料,多喝淡茶。

第三节 人体的主要能源物质——碳水化合物

碳水化合物又称为糖类,是人体最主要、最经济的能量来源,是人类维持生命的养分。人体内约 70% 的热能来自碳水化合物。它能够维持机体的新陈代谢,维持脑细胞的正常功能,具有节约蛋白质、抗生酮以及保护肝脏的解毒功能等作用。碳水化合物摄入过多或过少均不利于健康。摄入过多,导致多余的碳水化合物转化为脂肪引发肥胖,且蔗糖摄入过多还可引起龋齿。碳水化合物摄入不足时,会造成能量摄入不足,出现消瘦乏力,反应迟钝、记忆力减退、头晕心悸等表现。

一、摄入碳水化合物会长胖吗

碳水化合物分为复杂碳水化合物（多糖如淀粉、果胶、纤维素）和简单碳水化合物（包括单糖如葡萄糖、果糖、半乳糖和双糖如麦芽糖、蔗糖、乳糖），平时摄入的米、面等主食中主要是多糖。

提起碳水化合物，很多人认为它是减肥路上的最大障碍，因此为了减肥，甚至干脆不吃主食，这种做法是不可取的。

人为什么会胖？答案是当身体的总热量摄入量大于热量消耗量，体重就会上升。所以长胖的根源在于热量摄入超标，在体内蓄积所致。因此，控制体重不能单靠减少碳水化合物的摄入，而是要控制总热量的摄入。比如，虽然增加了碳水化合物的摄入，但同时减少了脂肪的摄入，摄入的总热量不超标，就不会长胖。

其实，我们每天都要补充碳水化合物，只要合理摄入是不会造成肥胖的。如果为了减肥而拒绝吃含碳水化合物的食物，不仅达不到减肥的目的，还会损害身体健康。身体会因热量供应不足，基础代谢下降，表现出精神萎靡，乏力、反应迟钝、血糖过低等问题。

另外，选对碳水化合物是很重要的。"好"的碳水化合物如富含膳食纤维的蔬菜、豆类、低 GI（血糖生成指数）水果及全谷类食物有助于控制血糖，增加饱腹感，同时减缓饥饿感的出现，具有减肥的作用；而含有大量纯糖类（蔗糖、果糖）的点心、蛋糕、饮料等是"坏"的碳水化合物，它们不仅具有高热量，且为高 GI 食物，摄入过多会在体内转变为脂肪，引起肥胖、高脂血症等疾病，并且不利于血糖的控制，应尽量少吃或不吃。

二、老年人应该怎样选择碳水化合物

（一）碳水化合物的食物来源

碳水化合物的食物来源较为丰富,主要来源于植物性食物,如谷物、薯类、豆类、坚果类及蔬菜、水果等。此外,包括一些纯碳水化合物食物,如白糖、糖果、饮料、啤酒等。粮食类、根茎类、干豆类(大豆除外)及其制品中含有大量的淀粉和少量的单双糖,还有多种维生素和矿物质,是碳水化合物的良好来源。而单双糖及其制品包括白糖、红糖、冰糖和糖果,其主要成分为蔗糖,对人体仅有供能作用。蔬菜和水果中含有一定量的单双糖、多种维生素和矿物质,是人类膳食纤维的良好来源。常见食物中碳水化合物的含量如表2-5所示。

表2-5　常见食物中碳水化合物的含量(g/100g)

食物	含量
大米	74.0~76.0
标准面粉	74.6
玉米、小米	72.2~72.6
荞麦粉	72.8
藕粉	87.5
鲜红薯	29.5
鲜马铃薯	16.6
煮面条	26.3~27.8
鲜黄玉米	40.2

续　表

食物	含量
米饭	25.6~27.2
馒头	47.5~48.8
大豆类、花生	12.0~19.0
其他干豆类	47.0~61.0
新鲜水果	8.0~23.0
干果类	55.0~79.0
新鲜蔬菜	1.4~10.0
肉类、鱼类	0.0~2.0
鸡蛋	1.6

（二）碳水化合物的摄取

老年人随着年龄增长，对糖代谢耐受力减弱，血糖的调节能力下降，容易发生血糖增高。建议老年人碳水化合物摄入量以占总热量的50%~55%为宜，一般不超过60%。老年人每天主食控制在300~350 g，应以谷物为主，如日常主食中的全谷类食物、豆类、薯类、大米、面粉等食物，尽量少食甜的点心、蛋糕和饮料，增加膳食纤维的摄入。

因为老年人糖耐量差，而且胰腺功能减退，纯糖类及甜食摄入过多会增加胰腺负担，诱发糖尿病。另外，摄入过多的单双糖类使肝脏合成脂类的作用增强，易引起胆固醇、低密度脂蛋白增高。因此，吃糖过多，不仅容易导致肥胖，还会引发血脂异常，导致动脉硬化等血管病变。

营养小贴士

碳水化合物中的纤维素能促进肠道蠕动,促进消化腺分泌消化液,有利于食物消化和排泄,并能减少有害物质在体内的储留和吸收,降低血清胆固醇。据调查,在以蔬菜为主要副食品的人群中,冠心病患病率较低。此外,对于膳食纤维含量较多的食物,如蔬菜、水果等,提供热能较少,维生素 C 和无机盐含量较多,故老年人多吃蔬菜、水果,既可防止热能过高,又可增加或改善营养。

知识拓展

升糖指数(GI 值) 与低 GI 食物

升糖指数(GI 值)是对于所有食用的含糖食品中转化为血液葡萄糖数量的测量指标,是反映食物引起人体血糖升高程度的指标,是人体进食后机体血糖生成的应答状况。在消化过程中缓慢分解并且将葡萄糖逐渐释放到循环系统的糖类具有低升糖指数。低升糖指数食品有益于大多数人的健康。

高 GI 食物由于进入肠道后消化快、吸收好,葡萄糖能够迅速进入血液,所以易导致高血压、高血糖的产生。而低 GI 食物由于进入肠道后停留的时间长,释放缓慢,葡萄糖进入血液后峰值较低,引起餐后血糖反应较小,需要的胰岛素也相应减少,所以避免了血糖的剧烈波动,既可以防止高血糖也可以防止低血糖,有效地控制血糖。

此外,低 GI 的食物非常容易产生饱腹感,同时引起较低的胰岛素水平,而胰岛素能够促进糖原、脂肪和蛋白质的合成,因此,食用低 GI 的食物一般能够帮助身体燃烧脂肪,减少脂肪的储存,达到瘦身的作用。

低升糖指数食物:GI 值<46(0~45)

蔬菜类:菠菜　海苔　海带　豆芽　大白菜　小白菜　黄瓜　生菜　蘑菇　芹菜　油菜　茄子　西兰花　卷心菜　韭菜　花椰菜　青椒　金针菇　平菇　香菇　大葱　洋葱　番茄　干香菇　藕

豆类:大豆　冻豆腐　豆腐干　绿豆　鲜豆腐　扁豆

水果类:樱桃　柚子　草莓　生香蕉　木瓜　苹果　梨　哈密瓜　桃子　橙子　葡萄

肉蛋类:鸡蛋　鱼肉　虾仁　蟹

奶类及饮料类:酸奶　牛奶　奶油　脱脂奶　番茄汁　咖啡　苹果汁

主食五谷类:粉丝　藕粉　荞麦　黑米　通心粉

糖及糖醇类:木糖醇　果糖

中升糖指数食物:GI 值 46~70

蔬菜类:玉米　芋头　红薯

水果类:葡萄干(提子干)　熟香蕉　杧果　猕猴桃(奇异果)

肉类:鸡肉　鸭(鹅)肉　猪肉　羊肉　牛肉

奶类及饮料类:可乐　橙汁　冰激凌

主食五谷类:鸡蛋面　乌冬面　油炸薯片　面包　麦片

糖及糖醇类:乳糖　巧克力　蔗糖

高升糖指数食物:GI 值>70

蔬菜类:胡萝卜　南瓜

水果类：枣　菠萝　龙眼　荔枝　西瓜

零食类：土豆泥　炸薯条　膨化食品　米饼　爆米花

主食五谷类：油条　燕麦片　烙饼　面条（纯小麦粉）　糯米饭　馒头（纯小麦粉）　白米饭　法国棍子面包

奶类和饮料类：炼乳　蜂蜜

糖及糖醇类：白糖　葡萄糖　麦芽糖

第四节　肠道清道夫——膳食纤维

膳食纤维是一种多糖，主要来自植物的细胞壁，包含纤维素、半纤维素、树脂、果胶及木质素等。膳食纤维既不能被胃肠道消化吸收，也不能产生能量，过去曾认为它们是无营养价值的废料。近年来发现很多慢性疾病（如便秘、高脂血症、冠心病、肥胖等）与膳食中膳食纤维的多寡有关，它是维持人体健康必不可少的一类营养素。

我们的膳食中，谷类、薯类、豆类、蔬菜及水果中富含膳食纤维。此外，食物加工方法、食用部位及品种的不同，膳食纤维的含量也不同。

一、膳食纤维的营养价值

膳食纤维在控制体重、预防便秘、降低血液胆固醇、排出肠道垃圾和毒素等方面，都起着至关重要的作用。主要表现为：

（1）有助于肠内大肠杆菌合成多种维生素。

（2）密度小,吸水后,体积增大,增加饱食感,有利于减肥。

（3）刺激胃肠道,使消化液分泌增多和胃肠道蠕动增强,可防治便秘。

（4）可通过减少肠激素如抑胃肽或胰升糖素分泌,减少对胰岛 β 细胞的刺激,减少胰岛素释放,使葡萄糖代谢加强。

膳食纤维是日常饮食中不可缺少的成分,如果摄入量不足,将危害身体健康。身体缺乏膳食纤维会引发体内毒素堆积,导致便秘、痔疮,易患结肠癌,引起色斑、痤疮,血糖升高,引发肥胖症、心血管疾病等。但是过多的膳食纤维会妨碍矿物质、微量元素和维生素的吸收,引起相关营养素的缺乏。

二、如何摄取膳食纤维

（一）膳食纤维的分类

根据水溶性,膳食纤维分为水溶性膳食纤维和非水溶性膳食纤维两类。如图 2-2 所示。

水溶性膳食纤维包括果胶、树胶、藻类等,具有溶于水又可吸收水分的特性,延缓葡萄糖的吸收,控制血糖;降低血清胆固醇量;增加饱腹感,帮助控制体重,对于高脂血症和糖尿病有预防作用。食物来源主要有燕麦、大麦、豆类、柑橘类、苹果等。

非水溶性膳食纤维包括纤维素、半纤维素、木质素、甲壳素等,既不溶于水又不被大肠微生物分解,刺激肠道蠕动,增加粪便的体

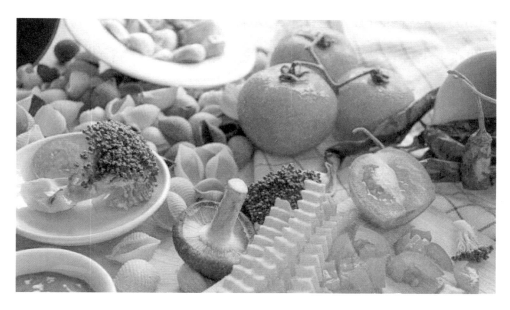

图 2-2　富含纤维素的蔬菜和水果

积、促进排便；清除体内垃圾，帮助排毒。对于便秘、痔疮或与肠道相关的疾病都有预防作用。食物来源主要有麸皮、未加工的谷类、蔬菜、水果表皮等。

（二）科学摄取膳食纤维

（1）多吃全谷类食物，主食最好以五谷、全麦为主，比如糙米粥、全麦面包、全麦馒头等。食用精米白面时，宜搭配粗粮杂粮，如玉米、麦麸等，最好将白米饭改为五谷杂粮饭。

（2）吃完整的蔬菜水果，为了保证膳食纤维的摄取量，我们每天都应食用新鲜的蔬菜水果。不过，每天摄入足量的蔬果并不代表能够补充足够多的膳食纤维，还要看蔬菜水果怎么吃。下面的营养小贴士为您介绍。

（3）膳食纤维的最佳来源是天然的食物,膳食纤维广泛存在于植物性食物中,谷物、蔬菜、水果、豆类等食物中都含有丰富的膳食纤维。

营养小贴士

蔬菜水果怎么吃能够摄取更多的膳食纤维?

蔬菜的根、茎、叶一起吃,喝未过滤的蔬菜汁,多吃凉拌蔬菜,不要把菜渣吐掉,少吃去皮、去子的瓜茄类。

水果带皮一起吃,喝未过滤的果汁,不要以果汁代替新鲜水果,少吃去皮、去子的水果,如木瓜、哈密瓜。

三、益生元和益生菌，共同守护肠道健康

（一）益生元与益生菌

益生元是一种膳食补充剂,通过选择性的刺激一种或几种菌落中的细菌生长与活性,对寄主产生有益的影响,改善寄主健康的不可被消化的食品成分。

益生元给益生菌提供"食物"。在通过上消化道时,大部分不被消化,能够被肠道内有益细菌分解吸收,促进有益细菌生长繁殖。更重要的是它还能促进肠道内钙、镁、铁等微量元素吸收。

益生菌和益生元相辅相成,共同发挥以下作用:

（1）增加肠蠕动,减少便秘。

（2）预防肠道感染,抑制腹泻。

（3）促进钙的吸收利用,减少骨质疏松症的发病率。

（4）降低甘油三酯和胆固醇含量,减少动脉粥样硬化和心血管疾病。

（5）缓解胰岛素拮抗,减少肥胖症和 2 型糖尿病。

（6）减少癌症的发病率。

（二）益生菌的作用

世界卫生组织(WHO)专家给益生菌的定义为:"益生菌是活的微生物,当摄入充足的数量时,它会赋予宿主某种健康的好处。"它是定植于人体肠道、生殖系统内,能产生确切健康功效从而改善宿主微生态平衡、发挥对肠道有益作用的活性有益微生物的总称。

（1）抑制有害菌改善肠道微环境、调节肠道菌群失调。肠道内的菌群既包含有益菌又包含有害菌。当有益菌占优势时,有害菌的作用被抑制在可承受的范围内,肠道微环境处于平衡状态,此时肠道乃至整个人体是健康的;反之,肠道就会表现出不适甚至是严重的疾病。

（2）调节免疫力,抑制过敏反应。益生菌能通过调节机体的免疫应答,使免疫系统处于一个健康和稳定的状态,既提高免疫力,又抑制过敏的发生。

（3）抑制肿瘤发生发展。

（4）缓解肥胖及肥胖相关代谢综合征。高脂饮食会改变肠道菌群结构,促进能量吸收,导致肥胖和胰岛素抵抗等代谢综合征。肥胖人群干预研究表明,采用中国传统食物全谷类和益生元饮食干预后,体质量减轻,肠道内双歧杆菌增加,内毒素减少。

（5）改善机体营养状况。乳杆菌和双歧杆菌等益生菌能够合成维生素 B_{12} 等多种维生素，促进机体对蛋白质的消化、吸收。即便是素食主义者，益生菌也会为其提供足够的多种微量营养素，并促进机体对钙、铁、维生素 D 的吸收。

（6）帮助营养物质的消化吸收缓解乳糖不耐症。

（三）益生元与膳食纤维

膳食纤维，是一类不可在小肠降解的、对宿主有一定生理有益效果的碳水化合物；而益生元，是通过选择性地刺激一种或几种菌落中细菌的生长与活性，而对寄主产生有益的影响，从而改善宿主健康的不被消化的碳水化合物。

从这个角度上讲，所有的益生元都是膳食纤维，但不是所有的膳食纤维都是益生元。"膳食纤维是个大概念，它包含了益生元。"而益生元的"先决条件"必须能够刺激肠道中有益菌生长，并不是所有膳食纤维都具备的。

从功能上看，膳食纤维可以抑制病原菌的生长，有利于稳定肠道菌群平衡，促进胃肠蠕动，减少便秘。益生元不能被人体分解、吸收和利用，通过消化道到达结肠后，有的能被结肠菌群分解和利用，而促进结肠菌群的生长，在改善肠道微生态，参与免疫调节，促进脂质、蛋白质与矿物质代谢方面有重要意义。

总体来说，益生菌是肠道的保护剂，益生元是肠道调节剂的粮食，膳食纤维是肠道的清洁剂。它们都是肠道的好朋友，均衡补充，科学营养，缺一不可。

知识拓展

我国的膳食以谷类食物为主,并辅以蔬菜果类,一般不存在膳食纤维缺乏的风险。然而,随着生活水平的提高,食品的精细化程度越来越高,动物性食品的比重也大大增加。部分大城市居民膳食脂肪的摄入量所占比例已从几十年前的20%~25%提高到目前的40%~45%,膳食纤维的摄入量也明显减少。所谓"生活越来越好,纤维越来越少"。

另外,面对抗生素的过度使用,正常的肠道菌群日益被破坏,免疫系统受损,人类面对超级细菌感染时候的脆弱,需要定期调整肠道菌群,修复肠道环境的健康,增强机体免疫力。从调整饮食结构开始,善待我们的肠道。

第五节 矿物质(无机盐)

矿物质也称无机盐,是我们身体必需的重要营养素,是人体代谢中的必要物质。按照人体内含量的多少分为常量元素(宏量元素)和微量元素。

常量元素是构成人体不可或缺的元素,在人体内的含量大于体重的0.01%,通常都在100 mg以上,如钙、磷、钠、钾、氯、镁等。微量元素在人体内的含量小于体重的0.01%,每日需要量以毫克(mg)或微克(μg)计,如铁、铜、碘、锌、硒、铬、钴、锰和钼等。

矿物质参与构成人体的骨骼和牙齿,参与人体肌肉的活动,也是多种酶的活化剂,能维持人体酸碱平衡和细胞渗透压,还能促进抗体的形成,提升人体免疫力。

一、老年人容易缺乏的矿物质

(一)钙

随着年龄增长,身体机能减退,肠道钙吸收率下降,成骨机能下降、对钙的利用和储存能力降低,骨钙丢失速度增加,女性每10年骨骼钙量丢失10%,男性丢失5%。容易发生钙摄入不足或缺乏而导致骨质疏松症。《中国居民 DRIs》推荐50岁以后每天膳食钙的适宜摄入量为1000 mg。

缺乏的症状:老年人缺钙容易导致疲劳、乏力、抽筋、骨质疏松、牙齿松动或脱落、易过敏。

如何补充:日常可适当增加富含钙的食物摄入量,比如牛奶、鸡蛋、豆腐、虾皮、芝麻等。

预防:除了注意饮食,可遵医嘱口服钙剂,注意补充维生素 D,每天外出晒太阳、运动等都有助于钙质吸收,另外注意避免与富含草酸的食物同食,如菠菜、甜菜、甘蓝类蔬菜、核桃、浓茶等。

(二)锌

锌对维持食欲、机体抵抗力和皮肤完整性具有重要作用,缺锌可能加速老化过程,因此,保证老年人充足的锌摄入是重要的。

症状:如果老年人食欲变差、经常生病,就要考虑是否缺锌了。

如何补充:补锌也首选食补,生蚝、核桃、蛋黄、动物肝脏、海产品等都含有丰富的锌元素。缺锌严重者还可选择补锌剂,但需要注意,补锌不可与补钙同时进行,科学做法是,先补锌后补钙,两者间隔 30 分钟以上。

预防:老年人应该注意饮食平衡,适量吃些动物性食物。

（三）铁

原因:人过中年,对摄入的营养物质吸收利用率降低,消化功能减退,造血功能减退,血红蛋白含量减少,胃酸缺乏等均易造成缺铁性贫血。老年人铁的适宜摄入量,男女均为 15 mg/d。

症状:老年人缺铁易出现疲劳、注意力不集中、怕冷、抵抗力下降等问题。

如何补充:可多吃些含铁丰富的食物,如动物肝脏、瘦肉、动物血、菠菜、胡萝卜、木耳、芝麻、红枣、葡萄干等。

预防:平时应多吃含铁丰富的食物,餐后不要饮用浓茶。其次,一些中和胃酸的药物会阻碍铁质的吸收,尽量不要和含铁的食物一起食用。牛奶会妨碍铁的吸收,不宜与含铁食物同时食用。另外,注意补充优质蛋白、多吃新鲜蔬果,补充维生素 C、维生素 B_{12}。

知识拓展

微量元素——硒

硒不仅是人体必需的微量元素,还是一种抗氧化物。它常与维生素 E 相互作用,起到抗氧化、延缓衰老的作用;还能维护视觉器官健康,具有活化免疫系统、预防癌症的功效。

缺乏硒元素容易出现早衰、白内障、大骨节病、心血管疾病等。

日常饮食中注意多摄取天然食物，同时与维生素同补，如多吃富含维生素 A、维生素 C、维生素 E 的食品可以促进硒的吸收。但是不可过量补硒，否则会造成发质干枯、脱发，或者呼吸不畅等。

硒的良好食物来源有以下几类：

动物性食品：鸡肉、牛肉、鱿鱼、牡蛎、沙丁鱼、贝类等。

五谷类：糙米、大麦、燕麦等。

蔬菜：扁豆、香菇、豆芽、草菇、洋葱、胡萝卜、大蒜等。

其他：鸡蛋、鸭蛋、桑葚、桂圆、枸杞子等。

知识拓展

微量元素——铬

铬是人体必需的微量元素之一，在体内的含量随着年龄的增长而逐渐减少。铬最重要的生理功能是参与人体的脂肪代谢和糖代谢，并且抑制脂肪酸和胆固醇的合成，促进胰岛素的分泌，能够预防冠心病和糖尿病。缺乏铬元素容易导致糖耐量下降，出现尿糖，引发糖尿病；会增加患高血压、动脉硬化，冠心病等疾病的风险；影响视力；生长发育迟缓等。

补充铬元素注意多吃粗粮、杂粮；少吃甜食，高糖饮食和过量的食品添加剂。良好的铬的食物来源主要有全谷类、杂豆类、动物内脏、瘦肉、菌藻类、各种深色蔬菜、柑橘、苹果、草莓等水果；葵花子油、乳制品、啤酒、酵母、红糖等。

二、老年补充矿物质注意事项

（1）了解营养素的建议剂量，非必要还是以食补为好。

（2）了解营养素对身体的影响，保持平衡膳食和规律作息和运动很重要。

（3）除非咨询医生，否则不要自己随意食用矿物质和维生素补充剂，更不要认为吃得越多对健康越有益。

第六节　维生素

维生素是维持人体健康所必需的一类营养素，虽然它不像糖类、蛋白质及脂肪那样可以提供能量，也不参与构成细胞结构，但它们是人体内酶系统的辅助成分，参与人体广泛的生化反应，对人体的新陈代谢起着重要的调节作用。可以这样理解，如果缺乏维生素，那么我们摄入的许多其他营养素将不能被正常代谢，身体将不能有效地吸收和利用各种营养素。

人体对维生素的需要量虽然是微量的，但绝大多数维生素不能由机体合成，需要从食物中摄取。

一、缺乏维生素的危害

人体一旦缺乏维生素，就会导致新陈代谢失去平衡，进而影响身体的正常发育和生理活动的进行，导致免疫力下降，各种疾病就会乘虚而入。初期可能会出现一些小症状，虽不是疾病，却值得我们注意,提醒我们多关注自己的身体。

维生素缺乏的早期症状:①免疫力下降、容易感冒;②情绪不稳,容易发脾气;③消化吸收功能不良;④容易疲劳或睡眠质量不佳。

二、需要补充维生素的人群

一般来说,健康成年人只要做到食物结构平衡,即可以获得充足的维生素,不必额外补充。但实际要达到这种平衡并不很容易,所以不少人会出现维生素缺乏的情况。

例如,工作压力较大的人,经常上夜班的人或经常在高温、高热、寒冷等特殊情况下工作的人,以及偏食的儿童、不吃早餐的人,饮食不规律的成年人,减肥者、素食者、营养需要大增的孕妇、老年人、患病者等,补充适当剂量的维生素是有益的。

三、科学补充维生素

(一)正确认识维生素

维生素是一个庞大的家族,按照其溶解性可以分为两类:脂溶性维生素和水溶性维生素。

1.脂溶性维生素

脂溶性维生素是指溶于脂肪及有机溶剂的维生素、主要包括维生素 A、维生素 D、维生素 E 和维生素 K 等。它们在食物中常与脂类共同存在。脂溶性维生素能溶解于油不溶解于水;可在体内大量储存,较难排出体外;主要储存于肝脏,摄入过量可引起中毒;

容易因腹泻或胆汁缺乏等因素而影响吸收。

（1）维生素 A 与胡萝卜素。维生素 A 包括两种形式：一种是维生素 A 醇，只存在于动物性食物中；另一种是胡萝卜素，是脂溶性的天然色素，是类胡萝卜素家族中的一员，在体内转化为维生素 A，主要来源于红、黄、橘色的植物性食物。

维生素 A 的作用：维持正常视力，防止夜盲症和视力减退，有助于对多种眼疾的治疗（维生素 A 可促进眼内感光色素的形成）；维持上皮细胞组织健康、提高免疫力，促进呼吸系统感染等疾病恢复；提高机体抗氧化能力的作用，防止自由基对机体损伤，延缓衰老；有助于祛除老年斑；促进骨骼发育、维护皮肤、头发、牙齿等组织的健康；外用有助于对粉刺、脓包、疖疮、皮肤表面溃疡等症的治疗。胡萝卜素有明目护肤、抗氧化、增强免疫力、防癌等作用。过多地摄入胡萝卜素，会导致皮肤变黄。只要暂停食用富含胡萝卜素的蔬果，皮肤就能自行恢复正常，对健康没有不良影响。类胡萝卜素中叶黄素、玉米黄质存在于视网膜黄斑部位，有避免"光损伤"的作用，可预防老年性黄斑变性和白内障的发生。

维生素 A 缺乏时的表现：干眼症、夜盲症。脂肪的长期吸收不良往往会导致缺乏维生素 A，多发生在 5 岁以下的小孩身上，主要是因为饮食的摄取量不足所致。

每日推荐摄入量及食物来源：每日 800 μg，主要来源于鱼肝油、动物肝脏、胡萝卜、黄绿色蔬菜、蛋类、牛奶、奶制品、黄色水果。

（2）维生素 D。著名的"阳光维生素"，抗佝偻病维生素，是脂溶性维生素。主要来自阳光（紫外线可以作用于皮肤中的油脂以制造出维生素 D,然后被吸收入人体内)。通过食物(含量最多的是脂肪丰富的鱼类肝脏,也存在于牛乳、蛋黄)摄取的维生素 D 由小肠壁与脂肪一起吸收。在强烈的日晒灼伤后,皮肤将停止制造维生素 D。

维生素 D 主要包括两类。①7-脱氢胆甾醇(胆钙化醇):是一种动物甾醇,存在人体皮肤中,当其受到紫外线照射时,转变为维生素 D_3,因此人们多晒太阳是获得维生素 D_3 的最简单方法。②麦角甾醇(麦角钙化醇):存在于酵母及某些植物中,属于植物甾存。在紫外线照射时,生成维生素 D_2。

维生素 D 的生理作用:能促进小肠对钙的吸收,其活性代谢物促进肾小管重吸收磷和钙,提高血钙、血磷浓度,有利于钙、磷向骨质沉着,促进骨骼成长。所以维生素 D 能防治佝偻病和软骨病。

维生素 D 缺乏时:人体吸收钙、磷能力下降,钙、磷不能在骨组织内沉积,成骨作用受阻。婴儿和儿童维生素 D 缺乏可引起骨生长障碍,即佝偻病。成人维生素 D 缺乏引起骨软化病,主要特点是骨质密度普遍降低,多见于钙的需要量增大时,如妊娠期或哺乳期。此外,维生素 D 缺乏还可导致继发性甲状旁腺功能亢进,增加骨的吸收从而引起和加重骨质疏松。

每日推荐摄入量及食物来源:每日 $10 \sim 15\ \mu g$,主要来源于鱼肝油、含油脂的鱼类如三文鱼、沙丁鱼等,以及全脂牛奶、人造奶油、鸡蛋等。

营养小贴士

日光浴是促进维生素D在体内合成的重要途径,在日常膳食条件下,只要经常接触阳光,一般不会产生维生素D缺乏症。

（3）维生素E。又名生育酚,在食用油、粮食、蔬菜及水果中广泛存在。维生素E具有许多重要的生理功能。如抗衰老,抗凝血,增强免疫力,改善末梢血液循环,防止动脉硬化,维持细胞的完整性,保持肌肉、神经血管和造血系统的正常等。其中最突出的作用是抗氧化、延缓衰老、保护心脑血管。

维生素E缺乏的表现:虽然食物里维生素E广泛存在,但生物活性很低,摄入不足常表现为四肢乏力,易出汗,皮肤干燥,头发分叉等。对于老年人群来说,自身对营养素的吸收能力减弱、抗氧化能力较差,长期缺乏维生素E,皮肤上显现出老年斑,血液黏稠度升高,腿部静脉回流不好,静脉曲张、腿脚抽筋等症状出现。

每日推荐摄入量及食物来源:每日 14 μg,主要来源于食用油如麦胚油、玉米油、花生油、芝麻油,豆类,未精制的谷类制品,坚果类,绿叶蔬菜等。

（4）维生素K。化学名为甲萘醌,是肝脏合成凝血酶原（因子Ⅱ）的必需物质。天然的为脂溶性,存在于苜蓿,菠菜之中的称为维生素K_1;由动物肠道内细菌合成的为维生素K_2。人工合成的为水溶性,即维生素K_3与K_4。

维生素K的主要作用是止血、维持正常的凝血功能。维生素K还具有一定的镇痛作用,能改善偏头痛症状。

维生素 K 缺乏的表现:有为轻重不一的出血症状。常见有鼻出血、牙龈渗血、皮肤黏膜淤血、小儿慢性肠炎、黑粪、月经过多、痔疮出血、创面与术后渗血等。

每日推荐摄入量及食物来源:每日 80 μg,主要来源于绿色蔬菜、动物肝脏、谷类、酸奶酪、蛋黄、海藻类。

2. 水溶性维生素

水溶性维生素主要包括 B 族维生素、维生素 C 等。水溶性维生素能溶于水,不溶于脂肪和有机溶剂,人体无法大量储存,常随尿液排出体外,摄取过量容易干扰其他营养素的代谢,一般无毒性,若缺乏会较快出现缺乏症。

(1)维生素 B_1。维生素 B_1 又称硫胺素或抗神经炎因子。在体内,维生素 B_1 以辅酶形式参与糖的分解代谢,参与神经传导、有保护神经系统的作用;还能促进肠胃蠕动,增加食欲。

维生素 B_1 缺乏的表现:多发性神经炎,并伴有四肢麻木、肌肉萎缩、心力衰竭、下肢水肿、足癣等症状。

每日推荐摄入量及食物来源:每日 1.4 μg,天然维生素 B_1 主要存在于粗粮、杂粮、谷物、坚果和豆类以及瘦肉和动物内脏。

🖋 **营养小贴士**

尽管谷物里含有大量的维生素 B_1,但是其主要存在于胚芽、米糠和麸皮中,精细加工容易被破坏,所以多吃粗粮最好。蛤蜊和鱼类中含有一种能破坏维生素 B_1 的硫胺类物质,因此服用维生素 B_1 时应忌食鱼类和蛤蜊。

(2)维生素 B_2。又叫核黄素,是体内许多重要辅酶的组成成分,参与体内蛋白质、糖、脂肪酸等代谢和能量生产过程,对维护皮肤黏膜、肌肉和神经系统的功能有重要作用,能促进生长发育,保护眼睛。

维生素 B_2 缺乏的表现:可出现舌炎、口角炎、脂溢性皮炎和阴囊炎、结膜炎、畏光、口臭、失眠、头痛、精神倦怠等症状。

每日推荐摄入量及食物来源:每日 1.4 μg,主要来源于肉、蛋、奶、鱼类等。

营养小贴士

紫外线、水、碱性物质、磺胺类药物和酒精会影响人体对维生素 B_2 的吸收;服用避孕药后、孕期和哺乳期的女性应大量补充维生素 B_2,长期精神紧张、压力大的人,应当增加用量。高纤维类食物可增加肠蠕动,并加快肠内容物通过的速度,因此降低了维生素 B_2 的吸收率;高脂肪膳食会提高维生素 B_2 的需要量,从而加重维生素 B_2 的缺乏。因此,服用维生素 B_2 时应忌食高脂肪食物和高纤维类食物。

(3)烟酸(维生素 B_3)。又称尼克酸、维生素PP。在体内转化为烟酰胺,是辅酶Ⅰ和辅酶Ⅱ的组成部分,参与体内脂质代谢,影响胆固醇的合成,大剂量可降低血清胆固醇及甘油三酯的浓度,参与组织呼吸的氧化过程和糖无氧分解的过程,具有周围血管扩张作用。

烟酸缺乏的表现:皮炎、头痛、眩晕、食欲减退、倦怠乏力、体重下降、腹痛不适、消化不良。烟酸缺乏病,也称癞皮病(糙皮病),临床上主要表现为皮肤、胃肠道、神经系统症状。

每日推荐摄入量及食物来源：每日 15 mg，主要来源于瘦肉、动物肝脏、鱼、全麦制品、啤酒酵母、麦芽等。

（4）泛酸（维生素 B_5）。是 B 族维生素的一种，又名"遍多酸"。由于它普遍存在于生物体内并广泛的参与代谢活动，帮助细胞的形成，是脂肪和糖类转变成能量时不可缺少的物质；参与抗体的合成、抵抗传染病；有助于伤口痊愈；防止疲劳；缓解多种抗生素的毒副作用。

泛酸缺乏的表现：低血糖症，十二指肠溃疡、血液和皮肤异常症状。

每日推荐摄入量及食物来源：每日 5 mg，主要来源于肉、未精制的谷类制品、麦芽与麦麸、动物肾脏及心脏、绿叶蔬菜、啤酒酵母、坚果类、鸡肉、未精制的糖蜜。

（5）维生素 B_6。又称吡哆素，是吡哆醇、吡哆醛及吡哆胺的集合。在体内以磷酸酯的形式存在。维生素 B_6 在蛋白质代谢中起重要作用；可促进核酸的合成，防止组织器官的老化；减缓夜间肌肉痉挛如手脚的抽筋、麻痹等各种手足神经炎的病症；治疗神经衰弱、眩晕、动脉粥样硬化；维持免疫功能。

维生素 B_6 缺乏的表现：可引起脂溢性皮肤炎、舌炎、肌肉痉挛、外伤不愈合、贫血，孕妇出现过度的恶心、呕吐等。

每日推荐摄入量及食物来源：每日 1.4 mg，主要来源于动物类食物如牛肉、鸡肉、鱼肉和动物内脏等，全谷物食物如燕麦、小麦麸、麦芽等，豆类如豌豆、大豆等，坚果类如花生、胡桃、啤酒酵母等。

营养小贴士

服用抗结核药物、避孕药的人、长期在高温环境工作和电离辐射的人应该增加维生素 B_6 的摄入量。

食物中的硼元素在体内消化分解后与维生素 B_6 结合,形成络合物,从而影响维生素 B_6 的吸收和利用。因此,服用维生素 B_6 时应忌食含硼食物。一般含硼丰富的食物有黄瓜、胡萝卜、茄子等。

(6)维生素 B_7(生物素)。又称辅酶 R、维生素 H。是合成维生素 C 的必要物质;是脂肪和蛋白质正常代谢不可或缺的物质。维生素 B_7 可帮助脂肪代谢,防止脱发和少年白发;减轻湿疹、皮炎症状;缓解肌肉的疼痛。

缺乏维生素 B_7 的表现:脸部和身体易发湿疹、极度疲劳、不利于脂肪的代谢、食欲不振、少年白发,脱发、抑郁。

每日推荐摄入量及食物来源:每日 40 μg,主要来源于牛奶、绿叶蔬菜、啤酒酵母、蛋黄、动物肝脏、糙米。维生素 B_7 和其他维生素一起服用效果更好;香烟、抗生素是维生素 B_7 的大敌。

(7)叶酸(维生素 B_9)。叶酸为机体细胞生长和繁殖所必需的物质。并与维生素 B_{12} 共同促进红细胞的生成和成熟。在体内叶酸以四氢叶酸的形式起作用,参与核苷酸的合成和转化。叶酸缺乏时细胞内 DNA 合成减少,细胞的分裂成熟发生障碍,引起巨幼红细胞性贫血。

缺乏叶酸的表现:巨幼细胞贫血,舌炎。主要表现有贫血、口疮、身体虚弱、乏力、失眠、健忘、躁动不安。

每日推荐摄入量及食物来源:每日 400 μg,主要来源于动物性食物、谷类、坚果类以及新鲜的蔬菜、水果。但吸收利用率较低,如果是妊娠、哺乳期需要量要增加,可以口服补充剂。

(8)维生素 B_{12}。又称钴胺素。具有维持有鞘神经纤维的正常功能;促进红细胞的形成和再生,防止贫血;促进脂肪、碳水化合物、蛋白质的吸收和利用,促进儿童生长发育、增进食欲、增强体力;维持神经系统的正常功能;消除烦躁不安,促进注意力集中,增强记忆力与平衡感等功能。

缺乏维生素 B_{12} 的表现:主要影响造血系统和神经系统。缺乏维生素 B_{12} 时可致叶酸缺乏,导致巨幼红细胞贫血;引起广泛的神经系统症状和体征,如手足感觉异常,振动和体位感觉减退,站立不稳;晚期可出现记忆丧失,神志模糊,忧郁,甚至中枢视力丧失等。表现为妄想、幻觉,甚至发展为精神类疾病。

每日推荐摄入量及食物来源:每日 2.4 μg,主要来源于动物类食物。

营养小贴士

只有动物类食物含有维生素 B_{12},所以纯素食者最容易缺乏维生素 B_{12},需要额外补充。

(9)维生素 C。又叫抗坏血酸。可促进伤口愈合、抗疲劳并提高抵抗力。主要表现为:①维持细胞的正常代谢,保护酶的活性;②增强免疫系统功能,可治疗普通的感冒,并有预防效果;③促进铁的吸收,并参与铁蛋白的合成;④参与胶原蛋白合成、促进组织细胞的修复,治疗牙龈出血、防止毛细血管脆性增加、加速手术后的恢复;⑤降低血液中的胆固醇、维持血管壁完整性、保护血管健康。

缺乏维生素C的表现:坏血病主要表现是全身有广泛的出血点,毛囊角化,关节肿胀。重者还有皮下、肌肉、关节出血及血肿形成,常有鼻衄、月经过多以及便血等;牙齿龈肿胀萎缩而引起牙根外露,易出血、甚至脱落。伤口不易愈合,抵抗力差,容易感冒。严重的维生素C缺乏可以出现内脏出血,甚至危及生命。

每日推荐摄入量及食物来源:每日 100 mg,主要来源于新鲜的蔬菜与水果,如青菜、韭菜、菠菜、柿子椒等深色蔬菜和花菜,以及柑橘、红枣、山楂、猕猴桃、柚子等水果。野生的苋菜、苜蓿、刺梨、沙棘、猕猴桃、酸枣等含量尤其丰富。

营养小贴士

抽烟者和老人需要更多的维生素C(一支香烟可以破坏25~100 mg 的维生素C)。人工合成的维生素补充剂,效果不如从天然食物中摄取的维生素C。

知识拓展

其他种类的维生素

维生素U:是一种新发现的维生素,在治疗胃溃疡和十二指肠溃疡方面有重要作用。主要存在于甘蓝、苜蓿和其他绿叶蔬菜中。

维生素P:是一种特殊的生物类黄酮,水溶性。能增强毛细血管壁的抵抗力,防止瘀伤,还有助于牙龈出血的预防和治疗。主要存在于柑橘类水果、杏、樱桃、茄子、紫甘蓝、荞麦中。

维生素 T：促进血液凝固和血小板形成，对贫血症和血友病的预防有重要作用。主要存在于芝麻和蛋黄中。

胆碱：是 B 族维生素的一种，属于亲脂性水溶维生素，可以帮助降低体内的胆固醇含量，能制造帮助记忆的物质，具有健脑、提升记忆力的作用。蛋类、动物肝脏、绿叶蔬菜、麦芽、大豆卵磷脂中都富含胆碱。

肌醇：是 B 族维生素的一种，和胆碱一样是亲脂性水溶维生素，除可降低胆固醇含量外，还可以促进毛发的生长。动物肝脏、葡萄干、花生、甘蓝等都富含肌醇。

（二）老年人科学补充维生素的重要性

老年人容易缺乏维生素。随着年龄的增长，人体对能量的需求有所降低，但各种维生素的摄入应保证足够的质量，老年人对维生素的利用率有所下降，容易出现维生素 A、维生素 D、叶酸及维生素 B_{12} 等的缺乏。

维生素对老年人很重要，因为维生素不仅能维持正常的生理功能，还能预防一些与衰老有关的慢性病的发生。如抗氧化维生素（类胡萝卜素、维生素 E、维生素 C 等）和 B 族维生素对心血管疾病、糖尿病等的保护作用；维生素 B_6 和维生素 C 能保护血管壁的完整性，改善脂质代谢和预防动脉粥样硬化；叶酸和维生素 B_{12} 能促进红细胞生成，可防止贫血，同时叶酸又有利于胃肠黏膜正常生长，可预防消化道肿瘤。维生素 E 是天然的脂溶性抗氧化剂，有利于延缓衰老。老年人应保证各种维生素的充足摄入,以此增强抗病能力、促进新陈代谢、延缓机体功能衰退。

(三)老年人如何补充维生素

1. 合理营养的关键在于"适度"

水溶性维生素在体内主要经肾脏代谢随尿液排出体外,毒性较小,但大量服用可损伤人体器官。例如长期大剂量服用维生素C,可能刺激胃黏膜出血并形成尿路结石(摄取钙、维生素 B_6 及每天喝充足的水可予以调整);腹泻、多尿、皮疹等,这些中毒症状主要见于长期大量服用人工合成的维生素补充剂。

脂溶性的维生素补充过量,更容易因体内蓄积而引发中毒。例如长期大量口服维生素A,可能发生骨骼脱钙、关节疼痛、皮肤干燥、食欲减退、疲劳、头痛、肝脏肿大、视力模糊等中毒症状。长期大量口服维生素D,可导致皮肤瘙痒、厌食、恶心、呕吐、肌肉疼痛乏力等。维生素E过量使用会引起血小板聚集,血栓形成;血中胆固醇和甘油三酯水平升高;激素代谢紊乱、免疫功能减退等。

2. 补充维生素,应该从饮食和维生素制剂两方面来考虑

动物性食物富含B族维生素,水果蔬菜的维生素C含量高,但由于每种蔬菜和水果的维生素含量都不同,加之食物在加工、烹调中维生素也有损失,因此适当地补充维生素制剂能够起到均衡的作用。但维生素制剂不易吸收,又非天然绿色,因此,以天然食物补充为佳,做到平衡膳食最重要。

第七节　生命之源——水

一、为什么说水是生命之源

水是体内各种生理活动和生化反应必不可少的介质,没有水,身体的新陈代谢便无法进行,生命也就停止了。水能够维持正常体温,是体内吸收、运输营养物质,排泄代谢废物的最重要的载体,水还可以起到润滑功能。

二、你的身体是否缺水

一般情况下,正常成人每日约需水 2500 mL。这些水主要来自饮水和进食食物获得水分,还有少量代谢水。

水分充足的表现:不会感到口渴;尿液清澈、不发黄;皮肤、眼睑看起来水润、不干燥。

缺水的表现:口干舌燥;皮肤干燥,无光泽、无弹性;小便减少、发黄,大便秘结;容易疲倦、头晕、心悸;体温偏高。

三、如何科学补充水分

(一) 每日需要多少水

对于正常成年人来说,一般每天从尿液、汗液或皮肤蒸发、呼气等途径流失的水分,约 1800~2000 mL。扣除一日三餐由食物中摄取的水分,一个成年人一般每天应喝1500~1700 mL 水。

（二）喝什么水好

1. 白开水

白开水是我们最好的饮料,不仅能解渴,还能补充体液。它极好地保存了水中的矿物质,又经过煮沸使自来水中的氯气减少了大部分。开水自然冷却至20 ℃~25 ℃时饮用最好,此时的水活性最强;大量出汗后不宜暴饮白开水;白开水不宜久放,否则易失去活性。

2. 矿泉水

矿泉水也是不错的选择。矿泉水中含有一定量的矿物质,能够调节人体的酸碱平衡。夏季人体出汗多,会导致一部分矿物质随着汗水流失体外,饮用矿泉水有利于补充人体所需的矿物质,维持营养均衡。但是矿泉水不宜煮沸饮用,否则其所含的营养物质会大量流失。另外,心血管疾病患者、肾病患者及婴幼儿不适合饮用矿泉水,矿泉水所含的矿物质会加重人体脏器的负担,对身体不利。

清澈透明、无异味、不含有害物质、喝起来爽口解渴是最基本的饮用水标准。

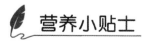

营养小贴士

判断水质好坏的小妙招

一看:肉眼看是否有沉淀物质,进而观察水的浊度和色度。

二闻:好的水是无色无味的,含硫化氢的水有臭鸡蛋味。

三放：含溶解二价铁离子的水在空气中搁置一段时间，会产生黄色沉淀物。

四煮：高硬度水在煮沸后会出现水垢。

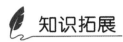 **知识拓展**

几种常见的不安全的水

生水。生水中含有很多对人体有害的细菌、病毒和寄生虫等，直接饮用容易引发如急性胃肠炎、病毒性肝炎、伤寒、痢疾及寄生虫感染等介水传染病。

重新煮沸的水。将已经冷掉的水重新烧开、继续饮用是不可取的。这种水中的亚硝酸盐含量会升高很多，亚硝酸盐长期沉积在体内会导致人体中毒，还会增加致癌率。

隔夜的水。煮沸后的白开水，在空气中放置时间越久，微生物、细菌繁殖就越多，甚至会变质。夏季的隔夜水最好别喝，冬季的隔夜水也最好装在一个有盖的杯中。

老化水。因长时间储存在容器中，含有大量的有毒物质。长期饮用老化水会减缓青少年的生长发育，加速老年人的衰老。

四、老年人缺水会产生哪些不良影响

（一）老年人慢性缺水的危害

研究表明，老年人由于体内调节水钠平衡的激素分泌减少，导致体内钠离子不断丢失，使人体对失水的口渴反应减低。容易发生体内慢性脱水。长期的慢性脱水反过来又会加速衰老，引发白内障、脑血栓、心律失常、心肌梗死,导致体内有害物质堆积,加速人体衰老。

（二）老年人饮水的营养需要

老年人保持体内水分的充足,对健康长寿十分重要。出现大量排汗、腹泻、发热等状态时还应按实际情况有所增加。一定不要在感到口渴时才饮水,而应该有规律地主动饮水,喝不惯白开水的可以选择淡茶水。

第八节　植物化学物

除了上述介绍的七大类人体不可缺少的必需营养系,天然食物中还有很多化学物质,对维护人体健康、调节生理功能和预防疾病发挥着重要的作用,称为植物化学物。这里介绍几种较为重要的植物化学物。

一、异黄酮——天然的植物雌激素

异黄酮在自然界中的分布只局限于几种植物中,一般是从豆科植物中提取出来的,它与雌激素有相似结构,被称为植物雌激素。

（一）营养功效

（1）能调节人体内雌激素水平,对于缓解女性更年期不适症状有明显效果,还有助于预防乳腺癌、卵巢癌等。

（2）对抗胆固醇,能抑制血液中胆固醇升高,有助于降低血脂,保护心血管。

（3）抗辐射，可有效提高身体的抗辐射能力。

（二）如何摄取

异黄酮常存在于植物中，尤其豆类中最丰富，平时可适当多吃一些豆类及制品，如黄豆、黑豆、腐竹、豆腐等，芹菜、菜花里也含有少量异黄酮。

每人每日摄取 50~60 mg 异黄酮即可。

营养小贴士

异黄酮多是从黄豆中提取的，市场上有些异黄酮补充品会加入其他原料，最好知道个人需求并认清商品标识再购买。

二、多酚——消炎杀菌效果好

多酚是在植物性食物中发现的具有促进健康作用的化合物。其种类很多，常见的有茶多酚、红酒多酚、苹果多酚、咖啡多酚等。

（一）营养功效

（1）抗氧化。能够消除细胞内的自由基，有抗衰老、防心血管疾病。

（2）调节作用。能够调节血脂，降低胆固醇、甘油三酯含量，提高高密度脂蛋白含量，抑制动脉粥样硬化。

（3）消炎。可以消除口腔、胃肠道中的病菌，起到一定的保护作用。

（4）防癌的作用。

（二）如何摄取

多酚易溶于水，很容易被人体吸收，但它的效用通常只持续几小时，因此最好每天摄取，多酚广泛存在于植物的皮、根、叶、果中，每天均衡饮食即可。

三、大蒜素——天然广谱抗生素

大蒜素是大蒜发出刺激性气味的主要成分，是硫化物的一种。

（一）营养功效

（1）抗菌杀毒。大蒜素对多种病菌、微生物、寄生虫均有强大的杀灭作用。

（2）防治心脑血管疾病。大蒜素促进血液中脂肪的燃烧，使胆固醇降低，预防血栓。

（3）抗癌。大蒜素能激活体内免疫细胞的生物活性，识别、吞噬癌细胞。

（二）如何摄取

（1）每天吃 2~3 瓣大蒜，就可以满足人体对大蒜素的需求。

（2）食用大蒜前，最好将其切片暴露在空气中 15 分钟，可促使其产生更多的大蒜素。

大蒜素不仅存于大蒜中，韭菜、大葱、洋葱等食物中也有，平时可以适当食用。

营养小贴士

吃大蒜一次不宜太多，因为消化道黏膜对大蒜中硫化物的刺激比较敏感，严重的话可能导致过敏反应及胃部灼烧不适感。

四、叶黄素——护眼营养素

叶黄素属于类胡萝卜素，存在于许多水果和蔬菜中，以绿叶菜中含量最高。它不能转变为维生素 A，在体内不能合成，在眼组织中浓度很高，特别集中在晶状体和视网膜的黄斑部。

（一）营养功效

（1）保护视力。蓝光对视网膜的损伤最严重，叶黄素有过滤蓝光的功效，可降低视网膜受到光损害的程度，有助于防治黄斑变性和白内障。

（2）延缓动脉硬化。叶黄素对早期的动脉硬化进程有延缓作用。

（3）防癌。叶黄素对多种癌症有抑制作用，如乳腺癌、前列腺癌、直肠癌、皮肤癌等。

（二）如何摄取

叶黄素主要来源于深绿色的蔬菜，叶黄素含量较高的蔬菜有菠菜、芥蓝、芦笋、西芹、南瓜等。另外，蛋黄也是不错的叶黄素提供者。

五、番茄红素——最强的抗氧化剂

番茄红素是植物所含的一种天然色素,因最早从番茄中分离制出而得名。番茄红素是目前自然界中被发现的最强抗氧化剂,对预防因免疫力下降引起的多种疾病有显著效果。

（一）营养功效

（1）延缓衰老。番茄红素可以有效清除人体内的氧自由基,维持细胞正常代谢、延缓衰老。

（2）抗辐射。番茄红素能对抗紫外线的辐射作用。

（3）保护心血管。番茄红素可用于防治高血脂,可以减缓心血管疾病的发展。

（4）防癌。番茄红素对宫颈癌、乳腺癌、皮肤癌、膀胱癌等均有一定的抑制作用。

（二）如何摄取

番茄红素需要从膳食中摄取。番茄中含有丰富的番茄红素,一般颜色越红、越成熟的番茄所含的番茄红素就越多。除了番茄,番茄红素还存在于很多蔬菜水果中,如胡萝卜、南瓜、葡萄、木瓜、石榴、葡萄柚、杧果、西瓜,以及甘蓝等菜的根部。番茄红素具有脂溶性,和油脂一起烹调,可以提高人体对番茄红素的吸收率。

🪶 营养小贴士

番茄红素如果遇到光、热和空气中的氧气就会发生分解,所以要想摄取更多的番茄红素,烹调时就要避免高温或长时间加热。

六、多糖体——提高身体免疫力

多糖体是由数个单糖聚合而成的,多种菇类及其菌丝富含多糖体,适量食用菌菇类食物对人体免疫系统极为有益。

（一）营养功效

（1）提升免疫力。多糖体能够促进免疫细胞的活性,刺激免疫抗体的产生,也具有抗老化、对抗自由基、防癌的作用。

（2）调节血糖。多糖体能促进胰岛素分泌,具有调节血糖的功能。

（3）降低胆固醇。多糖体能降低肝脏合成胆固醇的能力,有助于改善高血脂问题。

（二）如何摄取

香菇、金针菇、木耳、银耳、灵芝、茯苓等菌菇类食物中含有丰富的多糖体,可经常少量食用。

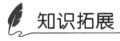 知识拓展

老年人一日三餐的搭配原则

维持能量摄入与消耗的平衡,BMI 建议不低于 20 kg/m^2,不超过 26 kg/m^2;控制脂肪摄入;提倡多吃奶类、豆类和鱼类。每日饮用 300 mL 牛奶,大豆或其制品 $25 \sim 50$ g;碳水化合物以淀粉为主,重视膳食纤维和多糖类物质的摄入;保证充足的新鲜蔬菜和水果摄入:新鲜蔬菜每天摄入量 $300 \sim 450$ g,其中深色蔬菜占一半,水果 $200 \sim 300$ g;合理选择高钙食物,预防骨质疏松症。建议常食奶制

品,除此之外,还可选用海产品、豆制品、蛋类等天然钙含量较高的食物;食物粗细搭配,易于消化,饮食清淡,少油、限盐;每日烹调油建议控制在 25 g 左右。每日食盐摄入量不超过 5 g。烹调要注意色香味、柔软,不吃油炸、烟熏、腌制的食物;少食多餐,每日进餐定时定量,次数可采用三餐两点制或三餐三点制;不暴饮暴食,饮食清淡少盐,不吸烟,不过量饮酒;主动饮水,以白开水为主,不要在口渴时才饮水,养成少量多次的饮水习惯,推荐每日饮水量为 1.5 L~1.7 L,以温开水为主。

营养小贴士

健康老人 1700 kcal 一日食谱推荐

总能量摄入:1700 kcal

1. 早餐

山药红枣粥:山药 50 g、稻米 25 g、红枣 5 g

芝麻拌豆苗:豌豆苗 50 g、白芝麻子 5 g、橄榄油 3 g、精盐 0.5 g

白煮蛋:鸡蛋 50 g

牛奶:牛奶 250 mL

加餐:猕猴桃 100 g

2. 午餐

胡萝卜炖鸡块:鸡胸脯 75 g、胡萝卜 75 g、生抽 3 g、姜 3 g、豆油 3 g、精盐 0.8 g

木耳西葫芦:西葫芦 100 g、黑木耳 15 g、精盐 0.8 g、豆油 3 g

芙蓉上海青:上海青 100 g、精盐 0.8 g、豆油 3 g

番茄豆腐羹：番茄 100 g、豆腐 75 g、毛豆 5 g、精盐 0.8 g、豆油 3 g

荞麦饭：稻米 85 g、荞麦 15 g

加餐：酸奶拌橙子（酸奶 100 g、橙子 100 g）

3. 晚餐

三蔬炒虾仁：虾仁 70 g、荷兰豆 50 g、胡萝卜 50 g、百合 10 g、精盐 0.8 g、葵花籽 3 g

虾皮卷心菜：卷心菜 150 g、虾皮 10 g、豆油 3 g、精盐 0.8 g

彩椒杏鲍菇：杏鲍菇 120 g、圆青椒 20 g、豆油 3 g、彩椒 10 g、精盐 0.8 g

小米南瓜糊：南瓜 50 g、小米 25 g

该食谱的特点：

（1）全天提供了奶类、瘦肉、禽类、蛋类、豆制品的优质蛋白。

（2）主食则由荞麦、小米、山药等全谷物、杂粮所组成，增加饱腹感，其中多含有膳食纤维可以延缓血糖值的升高。

（3）其中豆制品不仅可以提供优质蛋白和矿物质，还有利于降低对食物中胆固醇的吸收。

（4）建议避免使用高温油炸的方法，选用凉拌、焖炖、清蒸等烹调方法。

合理的三餐搭配，有效地摄入营养，可有助于老年人的身体健康，降低疾病的发生率。

第三章　食物的营养价值及选择建议

老年人想要真正拥有健康生活,全面均衡的膳食和营养是关键。自然界没有一种天然食物能完全满足机体对营养的需求,我们有必要对各类食物的营养价值进行深入认识,进而合理搭配食物,才能全面满足老年人膳食营养的需要。

第一节　各类食物的营养特点

一、粮谷类食品

在我国居民的膳食结构里,谷类食物占突出地位,是我们的主食。我国主要的谷类食物是小麦和稻米,此外还有玉米、小米和高粱等杂粮。人体每天所需能量 50%～70% 来源于谷类,是人体最理想、最经济的能量来源。谷类蛋白质含量一般在 7%～16%,多数在8% 左右,每天人体所需蛋白质的 50%～55% 由谷类及其制品提供,可见谷类能提供的蛋白质数量不少,作用很重要,但美中不足的是谷类能提供的蛋白质的质量较差,必需氨基酸的数量和种类皆存在一定的缺陷,其中最常见的是普遍存在的赖氨酸缺乏,造成必需氨基酸的不平衡,因而转化合成人体蛋白质的效率较低。谷类中脂肪含量普遍不高,为 1%~2%,但必需脂肪酸非常丰富,营养价值较高,特别是丰富的卵磷脂、植物类固醇,对心血管具有保健作用,能降低血胆固醇、防止动脉粥样硬化,维生素 E 能抗氧化、抗衰老。另外,谷类还是 B 族维生素和一些矿物质的主要来源,且主要存在于谷皮和糊粉层,因此不需研磨的小米、高粱、荞麦和燕麦等杂粮中的维生素和矿物质保存率较高。

知识链接

糖尿病患者不吃主食,不利于病情的控制。如果不吃主食或主食进食过少,缺乏葡萄糖来源,人体需要热量时,就会动员脂肪和蛋白质,使之转化为葡萄糖,以补充血糖的不足。其中,脂肪在转化为葡萄糖的过程中会分解生成脂肪酸,当生成的脂肪酸过多时,就会使糖尿病患者出现酮尿,不利于身体健康。

二、动物性食品

动物性食物种类很多,主要有畜类、禽类、水产类、蛋类、奶类等,能提供人体需要的优质蛋白质、脂肪、矿物质和维生素等多种丰富的营养成分,是食用价值较高的食物,为人类重要的食物资源。

畜肉类指猪、牛、羊等牲畜的肌肉、内脏、头、蹄、骨、血及其制品,因畜肉类肌肉颜色呈暗红色,所以有"红肉"之称。畜肉类富含蛋白质、脂肪、矿物质和维生素,但营养素的分布因动物种类、年龄、肥瘦程度及部位不同而异。畜肉类的蛋白质为完全蛋白质,含人体必需的氨基酸,且种类和比例接近人体需要,易被人体吸收利用,其营养价值极高,为优质蛋白。畜肉中的脂肪以饱和脂肪酸为主,还有少量卵磷脂、胆固醇和游离脂肪酸。因此,血脂异常、血胆固醇比较高及有心脑血管疾病风险的老人,在日常膳食中应减少动物脂肪、内脏的摄入量。畜肉类是膳食铁的主要来源,以血红素铁的形式存在,在肝脏和血制品中含量丰富,生物利用率高。畜肉类中的锌、硒、铜等微量元素较为丰富,且吸收利用率高。畜肉富含维生素,包括维生素 B_1、维生素 B_2、维生素 A、维生素 E、维生素 B_6、维生素 B_{12}、叶酸、烟酸等,其中脂溶性维生素含量较低,而水溶性维生素含量较高,但维生素 C 含量较低。

禽肉类包括鸡、鸭、鹅、鸽、鹌鹑等的肌肉、内脏及其制品,由于禽肉类和水产品的肉色较浅,呈白色,因此又有"白肉"之称。禽肉类的营养价值与畜肉类相似,可为人体提供蛋白质、脂肪、矿物质和维生素。禽肉类蛋白质含量约为 20%,鸡肉、鹌鹑肉的蛋白质含量高于鹅肉,鸭肉次之,而各种禽内脏的蛋白质含量最低。脂肪含量较畜肉而言相对较低,以鸭和鹅最高,为 20% 左右;鸡和鸽子的脂肪含量 14%~17%;火鸡和鹌鹑的脂肪含量最低,在 3% 以下。禽肉提供多种维生素和矿物质,A、B 族维生素、铁较为丰富,内脏含量高于肌肉。鸭肝中铁含量丰富(23 mg/100 g)消化利用率高,是缺铁性人群补充铁的最佳食物来源之一。

水产品包括鱼类、甲壳类和软体动物类。根据生活环境不同,鱼类可分为海水鱼和淡水鱼。甲壳类包括小虾、对虾、龙虾、蟹类等。软体动物包括扇贝、牡蛎、蛤类等双壳类和章鱼、乌贼等无壳类软体动物。鱼类是人类使用最多的水产品,其蛋白质含量为15%~25%。氨基酸组成较为平衡,与人体需要接近,利用率高,属于优质蛋白质。此外,鱼肉的肌纤维细、短,间质蛋白少,更易消化吸收。鱼类中的脂肪含量很少,不同种类的含量差别较大,为1%~10%。鱼类的脂肪主要分布于皮下和内脏周围,肌肉中含量很低。需要注意的是,鱼类中的胆固醇含量一般为100 mg/100 g,但鱼子含量较高,因此对于血脂异常、胆固醇较高的老人,在食用鱼子时尤其要注意控制量。鱼类中的脂肪多为不饱和脂肪酸,占80%左右,熔点较低,消化吸收率可高达95%。不饱和脂肪酸主要存在鱼油中,主要是二十碳五烯酸(EPA)和二十二碳六烯酸(DHA),它们可以降低血中低密度脂蛋白胆固醇,升高高密度脂蛋白,从而防治动脉粥样硬化,预防冠心病的发生,还可以降低癌症发生的危险,因此推荐老年人常吃鱼,尤其是深海鱼。鱼类的矿物质含量为1%~2%,其中锌和硒含量很丰富,钙、钠、钾、镁等的含量也较多。海产鱼类富含碘,一般可达50~100 μg/100 g,而淡水鱼含量相对较低,仅为5~40 μg/100 g。与畜肉、禽肉类一样,鱼类的碳水化合物含量较低,主要储藏在肌肉和肝中。鱼肉含有一定量的维生素 A、维生素 D、维生素 E,维生素 B_2 含量较高。鱼油和鱼肝油是维生素 A、维生素 D 和维生素 E 的重要来源。

蛋类是指禽类所产的卵,包括鸡蛋、鸭蛋、鹅蛋、鹌鹑蛋、鸽蛋等。蛋制品是指以蛋类作为主要原料的食品,如松花蛋、蛋黄酱、咸蛋、蛋粉等。蛋类的营养素含量丰富,成分大致相同,而且质量高,是营养价值很高的食物。全蛋的蛋白质含量约为12.8%,其中蛋清的蛋白质总量占全蛋的54%,高于蛋黄的46%。蛋类含人体所需的各种氨基酸,且组成模式与合成人体组织所需的蛋白模式最为接近,容易消化吸收,生物学价值高达95%,是最理想的天然优质蛋白质,因此常被作为参考蛋白质。蛋中的脂肪含量为10%~15%,98%集中于蛋黄。蛋黄中的脂肪颗粒细小,易消化吸收,大部分为中性脂肪,即三酰甘油,占62%~65%,且以单不饱和脂肪酸最为丰富。此外,蛋黄是磷脂的极好来源,占脂肪总量的30%~33%。蛋黄中的磷脂主要包括卵磷脂和脑磷脂,卵磷脂可以降低血胆固醇水平,促进脂溶性维生素的吸收。但需要注意的是,蛋中的固醇含量较高,90%为胆固醇,其中以鹅蛋黄中的含量最高(1696 mg/100 g),鸭蛋黄、鸡蛋黄次之,鹌鹑蛋黄中含量最低。蛋类中的碳水化合物同其他动物性食物一样非常低。蛋类的矿物质主要存在于蛋黄中,含量为1.0%~1.5%,其中磷含量最为丰富,可达60%以上;其次为钙,约占13%。蛋类是多种矿物质元素的良好来源,包括铁、硫、镁、钾等。但需要注意,蛋中的铁以非血红素铁的形式存在,且与磷蛋白结合,因而利用率很低,仅为3%。蛋类的维生素主要存在蛋黄中,含量十分丰富,而且品种也较为齐全,包括所有的B族维生素、维生素A、维生素D、维生素E、维生素K和微量的维生素C,其中以维生素A和核黄素最为突出。

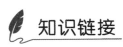 **知识链接**

红皮鸡蛋没有白皮鸡蛋营养价值高？

不少人在买鸡蛋时,专门选红皮鸡蛋,觉得比白皮鸡蛋要有营养。其实不然,相关测定数据表明,两者营养素含量并没有明显的差别。蛋壳的颜色主要由一种成为卵壳卟啉的物质决定。有些鸡血液中的血红蛋白代谢可以产生卵壳卟啉,使蛋壳呈浅红色;而有些鸡如来航鸡、白洛克鸡等就不能产生卵壳卟啉,蛋壳呈白色,蛋壳颜色是由遗传基因决定的。所以,在买鸡蛋时,不用特别关注鸡蛋的颜色。

奶类为天然食品,其营养素种类齐全、比例适当、易消化吸收,营养价值极高。奶类以牛奶最普遍,适合于所有健康人群。我国老年居民奶制品的消费明显低于世界平均水平,在膳食中适当增加奶制品,对提高优质蛋白质、钙及维生素的供给,促进健康具有重要意义。除牛奶外,还有羊奶、马奶、驼奶等比较常见。奶类呈乳白色,是由水、优质蛋白质、脂肪、乳糖、矿物质、维生素等组成的复杂乳胶体。味道温和,稍有甜味,并有香味。奶类中蛋白质含量平均为3.0%,主要由酪蛋白(79.6%)、乳清蛋白(11.5%)和乳球蛋白(3.3%)组成。奶蛋白消化率为87%~89%,生物学价值为85%。其中,乳球蛋白与机体免疫有关。奶类蛋白质的必需氨基酸含量和构成与鸡蛋相似,属于优质蛋白,含有丰富的赖氨酸,是谷类食物的天然互补食品。奶类的脂肪含量约为3.0%,以微粒状的脂肪球分散在乳浆中,静置时,脂肪小球集于一处,从而形成奶油浮于牛奶的上层。脂肪熔点较低,易消化,吸收率达97%。乳脂肪中脂肪酸组成复杂,短链脂肪酸含量较高,是乳脂肪风味良好及易消化的原因。其中,油酸约占30%,而亚油酸和亚麻酸分别占5.3%和2.1%。此外,还有少量的卵磷脂、胆固醇,并含有脂溶性维生素。

奶类中的碳水化合物主要为乳糖,其甜度为蔗糖的1/6,有调节胃酸、促进肠蠕动和促进消化液分泌的作用;还能促进钙的吸收和助长肠道乳酸菌繁殖、抑制腐败菌生长等。消化道中的乳糖酶可使乳糖分解为葡萄糖和半乳糖,但随着年龄的增长乳糖酶减少,甚至缺乏,食用牛奶后常发生腹泻等症状,称为乳糖不耐受症。可采用少量多饮用,以便肠道逐渐适应对牛奶的消化,或饮用酸奶,来减轻此症。奶中含有人体所需的各种维生素,如维生素 A、维生素 D、B 族维生素,特别是维生素 B_2 的良好来源。

鲜奶经过加工可制成多种产品以满足人们的不同需要,主要包括巴氏杀菌乳(消毒鲜奶)、奶粉、炼乳、酸奶、奶油、奶酪等。其中巴氏杀菌乳是将鲜牛奶过滤、加热杀菌后,分装出售的饮用奶,是奶制品中产量最大的一种。除维生素 B_1 和维生素 C 有损失外,营养价值与鲜牛奶差别不大,且常强化维生素 A、维生素 D 和维生素 B_1 等营养素。另外,酸奶是一种发酵奶制品,是以鲜牛奶、奶粉或炼乳为原料接种乳酸菌,经过不同工艺发酵制成,其中以酸牛奶最为普遍。发酵后,将乳糖变成乳酸,蛋白质凝固和脂肪不同程度的水解,形成独特的风味,备受使用者喜爱。酸奶营养丰富,且易消化吸收,还可刺激胃酸分泌,乳酸杆菌和双歧杆菌调整肠道菌群平衡,蛋白质被部分水解产生活性肽类,提高蛋白质的消化吸收率,增加了维生素 B 和叶酸含量,乳酸还可降低肠腔中的 pH 值,有利于钙元素的吸收。

三、豆类食品

大豆及其制品营养丰富,在膳食中发挥着重要的营养与保健作用。大豆含有 35%~40% 的蛋白质,是植物性食物中含蛋白质最高的食品,高于牛肉、猪肉,为谷类和薯类的 3~8 倍,且其氨基酸组成接近人体需要。大豆含较多磷脂、少量胆固醇,以及具有抗氧化作用的维生素 E,是我国居民膳食中最常见的优质食用油。大豆中富含钙、磷、铁等矿物质,其中钙含量丰富,是老年人膳食钙的主要来源。大豆是我国居民膳食中优质蛋白质的重要来源,充分利用大豆及其制品是解决膳食中蛋白质摄入不足的重要途径。豆类可制作成多种食品,特别是大豆制成的豆腐、豆浆、豆干、腐竹等多种营养丰富的食品,丰富了百姓的餐桌。大豆还具有多种生物活性物质,有降低血糖、抗氧化、抗动脉粥样硬化和免疫调节等作用,大豆磷脂能激活脑细胞、提高记忆力和注意力,大豆皂苷能清除自由基、提高免疫力、抗过敏、抗衰老、抗氧化,大豆异黄酮能有效缓解女性更年期出现的不适症状。

其他豆类及坚果的营养价值与大豆相似,是蛋白质、不饱和脂肪酸、维生素 E 等的良好来源,也是营养价值较高的一类植物性食物,起到丰富膳食结构的作用。

四、蔬菜和水果类

蔬菜、水果含蛋白质和脂肪很少,是人体所必需的维生素、矿物质和膳食纤维的主要来源。蔬菜、水果中含有各种有机酸和色素等成分,使它们具有良好的感官性状,对增进食欲、促进消化、丰富食物多样性具有重要意义。另外,许多蔬菜和水果还具有营养和药用价值。蔬菜和水果中的碳水化合物、维生素、矿物质因不同种类和品种而有很大差别。

蔬菜中含碳水化合物较高的有胡萝卜、西红柿、南瓜等;含淀粉较多的是根茎类蔬菜,如土豆、芋头、山药、藕等。苹果、梨以果糖为主,桃、李、杏以蔗糖为主,葡萄、草莓以葡萄糖为主。蔬菜和水果中所含的纤维素、半纤维素等多糖是人们膳食纤维的主要来源,可促进肠道蠕动、利于通便,减少胆固醇等物质的吸收,并在防治糖尿病和预防肠道肿瘤等方面有积极作用。

蔬菜和水果中含有丰富的矿物质,如钙、磷、铁、钾、钠、镁、铜等,是膳食中矿物质的主要来源,属于碱性食品,对维持人体内环境的酸碱平衡起着重要作用。

新鲜的蔬菜和水果是维生素 C、胡萝卜素、维生素 B_2 和叶酸的重要来源。维生素 C 一般在深色蔬菜和较浅色水果中含量高,胡萝卜素在绿色、黄色和红色的蔬菜和水果中含量较高。

我国地域辽阔,可食用的野菜、野果、食用菌、海藻等丰富,许多品种有很高的营养和保健价值,在膳食中老年人可以通过有计划地选择食用,但需通过正规渠道采购,以规避毒性物质,保证安全有效。

知识链接

三类蔬菜不宜生食

1. 富含淀粉的蔬菜(如土豆、山药、芋头等)必须熟吃,不然淀粉粒不破裂,人体无法消化。

2. 含有抗胰蛋白酶等有害因子的豆类,如毛豆、四季豆、豇豆、芸豆等,烧熟煮透后,才可以放心食用。

3. 塌地生长的绿叶菜。这类蔬菜在常规栽培条件下,往往要泼浇人畜粪尿和农药,易被污染,且用清水不易洗干净。当然,这些蔬菜如果在无土栽培条件下种植,也可以放心生吃。

五、烹调用油、调味品及其他食品

调味品、食用油、茶、酒以及其他食品,不仅能满足食物烹调加工以及人们饮食习惯的需要,也是补充人体营养素的一个重要途径,其中有些食品还具有一定的保健功能。

调味品是指能调节食物色、香、味的一些食品,也称调料或作料;调味品的种类繁多,日常生活中最常用的有盐、酱油、酱、醋、糖、味精、姜、辣椒、胡椒等。咸味是食物中最基本的味道,而膳食中咸味的来源是食盐,也就是氯化钠。低钠食盐当中加入1/3左右钾盐,包括氯化钾和谷氨酸钾等,可以在基本不影响调味效果的同时减少钠的摄入量。酱油和酱中的咸味来自氯化钠,而香气成分主体为包括醋酸乙酯、乳酸乙酯、琥珀酸乙酯等约40多种酯类,此外,醛类也是酱香气的主要来源。酱油和酱类调味剂的鲜味主要来自含氮化合物蛋白质和氨基酸,含量是其品质高低的重要标志。酱油中含有少量还原糖以及少量糊精,它们也是构成酱油浓稠度的重要成分。酱类中的维生素 B_1 含量与原料含量相当,而维生素 B_2 含量在发酵之后显著提高。

醋类与酱油相比,醋中蛋白质、脂肪和碳水化合物的含量都不高,但却含有较为丰富的钙和铁。日常使用的食糖主要成分为蔗糖,木糖醇、山梨醇、甘露醇等糖醇类物质为糖类加氢制成,为保健型甜味剂,不升高血糖,不引起龋齿,然而保持了糖类的基本物理性质,已经广泛应用于糖尿病患者、减肥者食用的甜食,以及口香糖、糖果等食品当中。食品中鲜味的主要来源是氨基酸、肽类、核苷酸和有机酸及其盐类。其中味精是最主要的鲜味调味剂,它是咸味的助味剂,也有调和其他味道、掩盖不良味道的作用。味精即谷氨酸单钠结晶而成的晶体(北方地区饮用水呈碱性,因而略加少量食醋可使食品的鲜味增强)。鸡精等复合鲜味调味品中含有的核苷酸类物质容易被食品中的磷酸酯酶分解,最好在菜肴加热完成之后再加入这类含有鲜味核苷酸的调味品。

食用植物油是必需脂肪酸的重要来源,在膳食中约占总脂肪需求的50%。大豆油不饱和脂肪酸比例高,其中一半是亚油酸,还有富含卵磷脂、维生素、矿物质的优质食用油。花生油具有良好的氧化稳定性,是良好的煎炸油。玉米油的亚油酸含量高,其降低血清胆固醇的效能优于其他油脂。菜籽油是用油菜籽榨出来的一种食用油,中国经过近 10 年努力,使传统的劣质高芥酸菜籽油变革成了在大宗植物油中营养品质最好的低芥酸菜籽油。人体对菜籽油的吸收率很高,可达99%,优质菜籽油不饱和脂肪酸中的油酸含量仅次于橄榄油,所含的亚油酸等不饱和脂肪酸和维生素E等营养成分能很好地被机体吸收,具有一定的软化血管、延缓衰老的功效。菜籽油的胆固醇很少或几乎不含,所以怕胆固醇高的老年人可以放心食用。玉米油富含维生素E,虽然不饱和程度高,但热稳定性较好。向日葵油富含维生素E,还含有绿原酸(水解可生成咖啡酸),具有抗氧化作用,因此向日葵油的氧化稳定性很好。芝麻油的维生素E含量不高,但它的稳定性很高,保质期也很长,这是由于芝麻粗油中含有1%左右的芝麻酚/芝麻素等天然抗氧化剂。

茶叶既有天然保健的作用,又有医药功能。据现代科学分析和鉴定,茶叶中含有450多种对人体有益的化学成分,如叶绿素、维生素、类脂、咖啡碱、茶多酚、脂多糖、蛋白质和氨基酸、碳水化合物、矿物质等对人体都有很好的营养价值和药理作用,能预防肿瘤,预防心血管病,抑菌、消炎、解毒、抗过敏、抗衰老、抗辐射等。茶叶中含的茶多酚类和儿茶素类,可抑制和阻断亚硝胺的形成,具有抑制有些能活化原致癌物的酶系的作用,消除自由基。抗癌效果最好的是绿茶,其次为乌龙茶、红茶。

酒也是一种食品,是人类生活中的主要饮料之一,特别是白酒在中国人饮食烹饪、养生保健等各方面都占有重要的位置。白酒的主要成分是酒精,不管是一次性的少量饮酒还是长期大量饮酒,都会对人体产生多方面的破坏作用。少量饮酒可使人体出现轻微的欣快感和兴奋感,但是随着饮酒量的慢慢增加,就会使人失去知觉甚至引起昏迷,危害生命。同时长期饮酒对人体的损害可以涉及大脑、肝脏、肾脏,空腹饮酒也会引起胃炎、胃溃疡等,所以长期饮酒对人体产生的危害还是很多的,我们建议从来没有饮酒习惯的老人,不要通过饮酒来预防和治疗疾病;有饮酒习惯的老人,建议每周饮酒不要超过一次,每次不要超过50g白酒。老年肥胖者过多地饮用啤酒、葡萄酒、黄酒等可能对体重或减肥不利。葡萄酒中的酚类物质有很强抗氧化性,具有预防心血管病的作用,可适量饮用。

第二节　老年人合理选择各类食品的建议

一、粮谷类食品

建议老年人谷类食物应达到200~300 g/d,以原料的生重计算。另外谷类食物选择应重视多样化,粗细搭配,适量选择一些全谷类制品、杂粮、杂豆及薯类,其中粗粮50~100 g,薯类50~100 g。在食用粗粮时,应注意粗粮细作,以适应老年人的消化功能。同时,谷类应在避光、通风、干燥和阴凉的环境中储存。

二、动物性食品

肉、禽、鱼、蛋是老年人优质蛋白、脂类、脂溶性维生素、B族维生素和矿物质的良好来源,也是老年人平衡膳食的重要组成部分。畜肉脂肪含量较高,应尽量选择瘦畜肉。动物内脏因胆固醇含量较高,老年人不宜过多食用。建议每周吃1~2次动物内脏,每次吃 50 g。膳食宝塔建议每日的畜肉量在 50 g。白肉一般指禽类及水产品类的食物,宜将鱼肉、禽肉作为老年人的首选肉品,因为它们的脂肪含量低,肌纤维短、细、软,最好采用蒸、炖等少油方法烹饪,更易消化吸收。建议摄入量为 50~100 g/d。有条件的老年人可以多选择一些海鱼和虾,以增加优质蛋白和多不饱和脂肪酸的摄取。每周也可适量食用一次全血制品(如鸭血等),它含一定量铁元素。畜、禽、鱼类食物在加工、烹调过程中,蛋白质含量的变化不大,而且经烹调后,更有利于蛋白质的消化吸收。矿物质和维生素在用炖、煮、烧方法加工时,可部分溶于水,若连汤一起食用,营养损失不大。在高温制作过程中,B 族维生素损失较多,不建议烧烤、煎炸。

 知识链接

鱼的最佳烹饪方式是清蒸,不提倡煎和油炸。清蒸的做法可以最大限度地保留鱼的营养物质,减少油脂的摄入,保持鱼肉的鲜味。

吃完羊肉 2~3 小时内不宜饮茶,羊肉中含有丰富的蛋白质,而茶叶中含有较多的鞣酸,两者相结合产生鞣酸蛋白质,容易引起便秘。

蛋类的营养价值较高,建议摄入量为 25~50 g/d,相当于半个至 1 个鸡蛋。蛋黄虽含胆固醇,但其中丰富的维生素与卵磷脂却是老年人不可缺少的营养品。大多数老年人一天可吃一个鸡蛋,胆固醇异常者每周可吃 3~4 个鸡蛋。老年人最好吃煮鸡蛋,少吃油煎鸡蛋,且应尽量不吃或少吃钠含量较高的咸蛋和松花蛋。

奶类是老年人获取优质蛋白质、钙的重要来源。建议每人饮300 mL/d 鲜牛奶或相当量的奶制品,对于高血脂和超重肥胖倾向者,应选择低脂奶、脱脂奶及其制品。

三、豆类食品

老年人每天都应该进食一次豆制品,推荐每日摄入 30～50 g 大豆类及坚果,如果以它们提供蛋白质的量计算,40 g 干大豆相当于 100 g 豆腐干、200 g 豆腐和 800 g 豆浆。有条件的居民可吃 5～10 g 坚果仁替代相应量的大豆。大豆富含谷类蛋白最为缺乏的赖氨酸,与谷类同食,可实现"蛋白质互补作用",提高食物营养价值的利用率。大豆中含有一些天然的抗营养因子,可影响人体对某些营养素的吸收,如蛋白酶抑制剂、胀气因子、植酸及植物红细胞凝集素等,使得大豆蛋白质的消化率只有 65% 左右,因此在食用大豆时通过水泡、磨浆、加热、发酵、发芽等方法加工成豆制品,合理地处理抗营养因子,可以提高大豆的消化率,更充分发挥其营养价值。豆浆是一种很好的食品,但其含钙量只相当于牛奶的十分之一,所以完全用豆浆来替代牛奶补钙是不妥当的。

四、蔬菜和水果类

果蔬类食物提供的抗氧化营养素是预防老年人慢性疾病的重要饮食措施。由于不同植物化学物有不同的保健作用,应保证摄入尽可能多的植物化学物,以发挥延缓衰老、预防疾病、增进健康的作用。深绿色、深红色、橘红色、紫红色等颜色深的蔬菜,一般含矿物质、维生素、膳食纤维和植物化学物比较丰富,建议老年人摄入 400~500 g/d 新鲜蔬菜,其中深色蔬菜最好占一半以上。建议老年人平均每天吃 2~3 种新鲜水果,总量达 200~400 g。蔬菜和水果各有优势,不能完全相互替代。

新鲜的蔬菜和水果暴露在自然环境中生长,加之施肥和农药影响,在烹饪和使用前需要仔细清洗。如果清洗方法不当,则会对其中的水溶性维生素和矿物质造成破坏,特别是维生素 C,应在较完整的状态下清洗,切忌先切后洗或在水中浸泡时间过长。使用合理加工烹饪方法,即先洗后切,急火快炒,现做现吃,烧汤时开汤下菜是保存蔬菜中维生素的有效措施。

蔬菜的烹调方法有炒、煮和凉拌等,在烹制过程中因高热可使维生素破坏,并能促进维生素的氧化,所以蔬菜烹调加工时适宜急火快炒,否则烹调时间愈长,则维生素损失愈多。烹调后的蔬菜,放置时间过长,不仅感官性状有改变,维生素也会有损失。适宜生食的蔬菜如青瓜、生菜、胡萝卜、西红柿等,应尽量生食,如做成可口凉拌菜或蔬菜沙拉等。

提倡选择成熟且无损坏的水果,清洁后生食为主,不易受烹调加热影响。一般情况下不推荐榨汁、过滤,会损失维生素及矿物质,特别是果脯、干果、水果罐头食品等水果制品,不推荐老年人长期食用。

五、烹调用油和调味品

烹调油包括各种烹调用的动物油和植物油,老年人每天烹调油的建议摄入量为 20~25 g。血脂异常、肥胖或者有肥胖家族史的老年人每天用油量要降到 20 g 左右。在烹调时少用油炸、油煎、爆炒,多选用蒸、煮、炖、清烩、拌等烹调方式。建议几种油交替搭配食用,尽量选用多种植物油。老年人一天食盐(包括酱油和其他食物中的食盐)的建议摄入量不超过 5 g。一般 20 mL 酱油中含 3 g 食盐,10 g 黄酱中含 1.5 g 盐,10 g 腌芥菜头含 1.9 g 盐,10 g 酱萝卜含 1.8 g 盐,10 g 榨菜含 1.1g 盐,10g 腌雪里蕻含 0.85 g 盐,100g 香肠或火腿含 4g 盐。老年人应尽量减少摄入含钠较高的调味品,如酱油、黄酱、甜面酱、辣椒酱、味精、鸡精、虾酱、鱼露、蚝油等,以及含盐较高的食品,如酱菜、泡菜、腌菜、酱豆腐(豆腐乳)、腊肉、咸鱼、火腿等,偶尔摄入时,应减少食盐用量。可用各种酸味或醋来降低用盐量。

动物油猪油中的饱和脂肪酸含量很高,通过酯交换后的改性猪油是一种性能良好的起酥油,广泛应用于食品工业。猪油有不可替代的特殊香味,可以增进人们的食欲,但热量高、胆固醇高,故老年人、肥胖和心脑血管病患者都不宜食用。很多猪油制品的糕点含有大量的糖,所以也不宜吃得太多,老年糖病患者更应注意。

第四章 老年人的合理营养

食物是人类赖以生存和发展的物质基础,人类不仅通过摄取食物中的各种营养素以满足生存所需,人类的寿命、身高、体重、智力、体力、防病能力、康复能力、生殖能力等也都与营养饮食有不可分割的联系,营养素摄入不平衡会引起很多疾病。合理营养是人体健康的物质基础,平衡膳食是实现合理营养的根本途径。进入老年期,组织、器官的衰老是必然的趋势。衰老的进程受环境、遗传等因素的影响,而在诸多环境因素中,营养是极为重要的因素之一。合理营养、平衡膳食有助于延缓衰老、预防疾病;而营养不良或营养过剩、营养紊乱均可加速衰老与疾病的发生。

第一节 合理营养的重要性

由于老年人生理功能和代谢发生明显变化,对慢性非传染性疾病敏感性增加,关节炎、心脏病、癌症、呼吸系统疾病、阿尔茨海默症、骨质疏松症、糖尿病、流感和急性肺炎、药物滥用、肥胖等是中国老年人最常见的疾病。老年人的健康问题,尤其是老年人营养和合理膳食应该引起广大工作者的高度重视。那么,在日常生活中,如何通过合理地搭配各类食物,满足老年群体对营养和健康的需求呢?

合理营养即全面而均衡的营养,是指膳食中能量和营养成分种类齐全、数量充足、比例适宜,与机体的需要保持平衡,既不缺乏也不过量,能使机体处于良好的健康状态。合理营养可维持机体的正常生理功能,促进机体健康和生长发育,提高机体免疫力,有利于某些疾病的预防和治疗。缺乏合理营养容易发生营养缺乏病或营养过剩性疾病(肥胖症和动脉粥样硬化等)。根据现代营养学的研究,人体所需的各种营养素分为 6 类,即蛋白质、脂肪、糖类(碳水化合物)、无机盐(包括微量元素)、维生素和膳食纤维。对这些营养素不仅有量的需求,而且各营养素之间还应有合适的配比。

合理营养要求三大营养素供热占总热能的百分比为:蛋白质10%～15%,脂肪 20%～30%,糖类(碳水化合物)60%～70%。

(1)蛋白质:是构成人体组织不可缺少的物质,也是构成各种酶、抗体及某些激素的主要成分。可促进生长发育,维持毛细血管通透性,并供给热能,缺乏时可致生长发育迟缓、体重减轻、容易疲劳、循环血容量减少、贫血、对传染病抵抗力降低、创伤和骨折不易愈合、病后恢复迟缓,严重缺乏时可致营养不良性水肿。

(2)脂肪:可供给热能,构成组织脂肪及储存脂肪,供给必需脂肪酸(亚油酸),脂肪还可促进脂溶性维生素的吸收。但脂肪摄入过多可致肥胖和动脉粥样硬化。动物性脂肪中含饱和脂肪酸较多(鱼类除外),植物油含多不饱和脂肪酸较多(棕榈油、椰子油除外），饱和脂肪酸可使血清胆固醇含量增高，多不饱和脂肪酸可降低血胆固醇及甘油三酯，减少血小板的黏附性。所以膳食中饱和脂肪酸与多不饱和脂肪酸的比例（S/P_0）以 1∶1 为宜，这样既照顾到必需脂肪酸的供应，又可预防一些与脂肪营养有关的疾病（如冠心病、肥胖症等）的发生。

（3）碳水化合物：是热能的食物来源，有节省蛋白质的作用，可保证正常量的血糖、肝糖原和肌糖原，以维持大脑活动、肝脏解毒和肌肉活动。碳水化合物摄入不足可导致热能不足，生长发育迟缓，于疲劳，摄入过多可致肥胖。

（4）膳食纤维：为人体健康所必需，为人体内物质代谢所必需，不能由人体合成，只能由食物供给。

（5）无机盐：如钙、磷、镁、钾、钠等是组成机体的必要成分，有重要的生理功能。在人体组织中含量少于体重的 0.01% 的铁、碘、铜、锌、锰、钛、钼、硒、铬、氟、镍等为人体必需的微量元素，与酶、维生素、激素、核酸有密切关系。

营养过剩和不良的生活方式已成为威胁人类健康的主要因素。老年时期，这种营养过剩或营养缺乏对健康的危害更大。各种慢性病如高血压、冠心病等，都会在老年时期显现或加重。营养科学告诉我们"没有一种食物能提供我们身体所需的全部营养物质"。各种食物都有不同的营养特点，必须合理搭配才能得到全面营养。总之，合理营养可使老年人改善机体健康，提高免疫力从而达到精力充沛的状态，对老年人抗老防衰、延年益寿，具有极其重要的作用。

第二节 合理营养的基本要求

有研究发现,我国城乡居民健康素养总体水平为 6.48%,55~64 岁年龄组为 4.69%,65~69 岁年龄组最低为 3.81%。36.2% 的社区老年人体重超过正常体重(BMI 指数 25),所要控制的体重平均达 5.1 kg,而且主要为脂肪,达 7.4 kg,根据体重成分健康评分指标,70 分为正常的标准,均未达标。我们可以通过合理营养要求的膳食(一般称为平衡膳食),进行长期干预,来预防或改善老年人的身体状况。

一、合理营养的基本要求

(一)食物种类多样,数量充足

食物多样是平衡膳食的基本原则。中国营养学会按照营养特点把食物分成五大类:①谷类及薯类,主要提供碳水化合物、蛋白质、膳食纤维和 B 族维生素;②动物性食物,主要提供蛋白质、脂类、矿物质、维生素 A、维生素 D 和 B 族维生素;③豆类和坚果类,主要提供蛋白质、脂类、膳食纤维、矿物质、维生素 E 和 B 族维生素;④蔬菜、水果和菌藻类,主要提供膳食纤维、矿物质、维生素 C 和胡萝卜素等其他有益的膳食成分;⑤纯能量食物,主要提供能量。平衡膳食应包含以上五大类食物,其中谷类、薯类和杂豆类的食物品种数平均每日应有 3 种以上,每周应有 5 种以上;蔬菜、水果和菌藻类的品种数平均每日应有 4 种以上,每周应有 10 种以上;鱼、蛋、禽肉、畜肉类的品种数平均每日 3 种以上,每周 5 种以上;乳类、大豆、坚果类的品种数平均每日 2 种,每周 5 种以上。食物种类量化,建议平均每日不重复的食物种类数达 12 种以上,每周达 25 种以上,烹调用油盐不计算在内。按照一日三餐分配食物,早餐至少摄入 4~5 个品种;午餐 5~6 个品种;晚餐 4~5 个品种,零食 1~2 个品种。

(二) 膳食提供的能量和各种营养成分数量充足,比例合理

膳食中提供的能量和各类营养成分要能够满足机体生理和劳动的需要,并保证三大营养素的供能比例合理(其中蛋白质的供能比为 10%~15%,脂类为 20%~30%,碳水化合物为 50%~65%);各种必需氨基酸、优质蛋白质的来源合理,比例适宜(优质蛋白质占总蛋白质的 30%~50%);动植物脂肪如不饱和脂肪酸与饱和脂肪酸的比值合理;与能量代谢相关的维生素 B_1、维生素 B_2、尼克酸与能量消耗之间应平衡;膳食钙与磷、呈酸性食物与呈碱性食物之间的平衡等,即各种营养成分之间要达到平衡。

1. 食品安全

食物必须新鲜、干净,对人体无毒害,质量符合食品卫生标准,符合应当有的营养要求,对人体健康不造成任何急性、亚急性或者慢性危害,以确保食用者的生命安全。例如,食品中的微生物、有毒成分、化学物质、农药残留、食品添加剂、霉菌及其毒素等应符合我国食品卫生国家标准的规定,以保证人体安全。

2. 合理的加工烹调

合理加工与烹调食物,可避免营养成分损失,并使食物具有良好的色、香、味、形等感官性状,促进食欲,提高消化吸收率。例如,淘洗米的次数不宜过多,以免维生素、矿物质和脂肪等丢失过多;蔬菜要先洗后切,否则蔬菜中的维生素会溶解到水里而受到损失;绿叶蔬菜要大火快炒,这样可以减少维生素 C 的损失。

3. 合理的膳食制度和良好的饮食习惯

膳食制度是指把全天的食物定时、定质、定量地分配给食用者的一种制度。成年人一般一日三餐制,早餐提供的能量占全天总能量的 25%～30%,午餐、晚餐各占 30%～40%,或早、中、晚三餐能量比例为3∶4∶3。良好的饮食习惯是指日常生活中要注意不偏食、不挑食、不暴饮暴食,不吃变质的食物。根据自己不同的生理需要和生活、学习与劳动性质,合理安排餐次及食物的质和量。此外,还要有一个良好的用餐环境和愉快的进餐情绪。

第三节 平衡膳食的构成

一、平衡膳食的内容

合理膳食又称为平衡膳食,是指全面达到参考摄入量要求的膳食,由多种食物构成,既能保证摄食者的能量和各种营养成分达到人体的需要,又在各种营养成分之间建立起一种生理上的平衡。

（一）热量配比平衡

热量摄入要适应性别、年龄、劳动强度及生理需要,摄入与消耗呈动态平衡,蛋白质、脂肪、碳水化合物比例适当,热能比分别是15%~20%,20%~25%, 50%~60%。

随着年龄的增加,老年人对能量的需求会减少。其原因之一是器官中活性细胞的数量降低,而且控制代谢的甲状腺素也会减少,使身体的静息代谢率每10年降低3%~5%。另一个原因是老年人的活动会减少,他们的肌肉组织会减少,造成肌肉减少症,是一种因为年龄带来的肌肉减少的症状。能量建议:大约在50岁以后,建议摄入的能量每10年降低5%。对于那些不得不限制能量摄入的人,饮食中应尽量避免营养素密度低的食物如糖、脂肪,当然还有酒精。

（二）氨基酸平衡

食物中蛋白质所含的色氨酸、苯丙氨酸、赖氨酸、苏氨酸、蛋氨酸、亮氨酸、异亮氨酸、缬氨酸为人体所必需的8种氨基酸,一般在肉、蛋、奶等动物性食物和豆类食物中含量充足、比例适当,故肉、蛋、奶和豆类食物的营养价值较高,而粮谷等植物性食物中则常缺乏某种氨基酸,故其营养价值较低。因此,做好动、植物性食物的合理搭配,实现食物氨基酸互补,达到比值平衡,可提高食物蛋白质的利用率和营养价值。

老年人蛋白质需要量与年轻成年人大体一致。然而,当人年老的时候,摄入食物的总量会减少,所以需要增加食物中蛋白质的比例来防止肌肉、骨骼和其他身体非脂肪组织的减少。进入老年阶段,蛋白质的分解代谢大于合成代谢,机体处于负氮平衡状态。但老年人的胃肠道、肝脏、胰脏等的功能减弱,蛋白质的消化吸收能力降低;内分泌功能下降,对氨基酸和蛋白质的利用能力降低,故蛋白质的摄入应保质限量。一般认为,每日以 $1.0 \sim 1.2$ g/(kg·bw)为宜。蛋白质摄入过多会加重肝、肾的负担,应注意提高膳食蛋白质的质量,动物性食物或豆类等提供的优质蛋白质应占总蛋白的1/3以上。

(三)脂肪酸平衡

脂肪可来自动物性食物、粮食、坚果及食用油等多种食物。脂肪由甘油和脂肪酸所组成。脂肪酸可分为饱和脂肪酸、多不饱和脂肪酸和单不饱和脂肪酸。膳食中饱和脂肪酸在动物性油脂中含量较高,如猪油、牛油、奶油等,过多摄入可致高血脂、动脉粥样硬化,故应控制其摄入量。而多不饱和脂肪酸在植物性油脂中含量较高,如豆油、葵花子油、芝麻油、花生油等,其中有的多不饱和脂肪酸如亚油酸,人体不能合成,必须由食物提供,故通常认为植物油的营养价值较高。因此,应保证摄入足够的必需脂肪酸来保持健康,而限制饱和脂肪酸和反式脂肪的摄入量对于降低心脏病的危害是非常重要的,对老年人亦是如此。

因老年人的体脂比例增加而使体重减少,脂肪的消化能力降低,控制脂肪的摄入尤为重要。当然,不饱和脂肪酸的摄入量也不是多多益善的,因为多不饱和脂肪酸在体内氧化易产生过氧化物,具有促进人体衰老的作用。所以食用油脂还应控制适量,建议老年人通过摄入脂肪提供的能量占总能量的 20%~30%,在这个前提下尽量多采用植物油作为烹调用油,其用量一般应占全日用油一半以上;胆固醇的摄入量少于 300 mg/d;控制猪油、牛油等富含饱和脂肪酸的食物的摄入;多不饱和脂肪酸、单不饱和脂肪酸和饱和脂肪酸提供的能量分别占总能量的 8%~10%、10%和 6%~8%。

(四) 酸碱平衡

人体在正常情况下血液酸碱处于平衡状态,pH 值稳定在 7.3~7.4。食物中含磷、硫、氨等非金属元素较多的,在机体内经代谢后可生成酸根,称为酸性食物,如米、面粉、肉、鱼、蛋等;而含钠、钾、镁、钙等金属元素较多的,则在体内氧化,产生带阳离子的碱性氧化物,称为碱性食物,如大多数蔬菜、水果、黄豆等。膳食中酸性食物和碱性食物应搭配适当,否则一旦超过机体缓冲系统代偿能力,就会导致酸碱失衡。如酸性食物摄入过多可使血液偏酸性,严重时还可致酸中毒。

(五) 维生素平衡

脂溶性维生素摄入过多,在体内易造成累积,引起中毒,这在食用如鱼肝油丸等制剂时应注意。在我国膳食结构中,维生素 A、维生素 D 膳食来源不充分,应注意动物肝脏等食品摄入。水溶性维生素如维生素 B_1、维生素 B_2、尼克酸、维生素 C 等,体内贮备少,且烹调加工及贮存过程中易损失破坏,因而易发生供给不足的问题,应注意膳食补充。维生素 B_1、维生素 B_2、尼克酸等,还参与体内生物氧化过程,同能量代谢有关,因此,在热量摄入增加时也应相应增加这几种维生素的供给量。各种维生素之间也存在互相影响问题,如维生素 B_1、维生素 B_2,可促进维生素 C 合成;维生素 B_1 与维生素 B_2 之间也存在相互影响的问题。

对维生素的需求会随着年龄的改变而改变,老年人由于进食量减少,消化功能减退,对维生素的利用率下降。

(1)维生素 A。维生素 A 是个特殊的例子,随着年龄的增加,老年人对维生素 A 的需求增加。因为这个原因,研究人员建议将老年人的维生素 A 的需求降低,但是有些人反对这种变化,因为含维生素 A 及其前体 β-胡萝卜素的食物会给人的身体带来其他健康上的益处,而且饮食中通常都缺乏很多富含维生素 A 的食物,如绿叶蔬菜。

(2)抗坏血酸。充足的抗坏血酸可保持毛细血管的弹性防止血管硬化,加速胆固醇的代谢与排出,增强机体免疫力。因此老年人应摄入足量的抗坏血酸。

(3)维生素 D。对于那些 50~60 岁的人,保持骨量和防止骨质流失是应注意的问题。当人们的年龄超过 70 岁的时候,最主要的是预防骨裂以及骨裂引起的残疾或死亡的发生,每个人因为衰老带来的医疗上的问题和生理上的变化会影响维生素 D 的代谢,所以建议摄入维生素 D 应稍微高于推荐的摄入量,为 20 μg/d。当人变老的时候,皮肤合成维生素 D 的能力降低,而肾激活维生素 D 的能力也在降低,有可能导致维生素 D 缺乏;而且很多老年人基本不喝或者喝很少的维生素 D 强化牛奶,也很少晒太阳。不过,老年人在服用补品时应该遵循医嘱。

(4)维生素 B_{12}。51 岁以上的老年人每天应该从食物和补品中摄入 2.4 mg 维生素 B_{12},到 60 岁的时候,由于胃酸分泌能力降低,6% 的人从食物中吸收维生素 B_{12} 的能力会降低,有可能导致维生素 B_{12} 缺乏,而且人数会随着年龄的增长而增加。有近 20% 的老年人有维生素 B_{12} 缺乏的问题,但是很多时候都不能被及时发现和治疗。没有人知道是饮食中的缺乏、吸收能力的降低还是其他原因造成了这种维生素 B_{12} 缺乏的问题,不过合成的维生素 B_{12} 能够很好地被人体吸收,所以老年人维生素 B_{12} 的缺乏是很容易被避免的。

(5)其他营养物质。抗氧化剂如维生素 E 对于维护老年人的免疫功能、大脑功能和保护良好的视力起到了重要的作用。健康长寿的一个重要方面就是保持良好的视力,而视力的减弱与生命的流失相关,都很难通过其他危险因素来解释;深绿色叶类蔬菜富含某些类胡萝卜素植物化学物质,能够帮助预防黄斑变性(导致眼盲的一个原因)。类胡萝卜素和其他营养素补品保护眼睛的功能还没有被证实,但是为了防止晚期的黄斑变性危害视力,有些医生也会开出这类补品的处方;另一个威胁老年人视力的原因是白内障,白内障指晶状体混浊,而损伤视力,最终导致失明的病症。50 岁以下的人只有 5% 有白内障;之后随着年龄的增加,比例会上升到 20%~30%,眼睛的晶状体很容易被氧化。有些研究表明食用富含抗氧化剂如类胡萝卜素、维生素 C 和维生素 E 的食物能够防止白内障过早发生以及症状的恶化。不过维生素 C 的补品反而会增加某些人白内障的危险性。

（六）水、无机盐和矿物质平衡

脱水是老年人面临的一个主要危险,身体中的水随着年龄的增加会减少,所以很微小的外界压力,如炎热的天气或发烧,都会很快使身体组织缺水;口渴的机制也在变弱,就算是健康的老年人也可能很长时间不喝水,肾在排尿前保留水分的能力也在降低。脱水会导致其他问题的产生,如便秘、膀胱问题、意识模糊,很容易被误诊为老年性痴呆,这些症状只要在身体丢失体内 1% 的水分时就会发生。在患哮喘的人中,缺水会使得肺部的黏液变稠,阻碍呼吸道造成肺炎。在长期卧床的人中,脱水可能造成压迫性溃疡。为了预防脱水,老年人要注意每天饮用足够的水,有计划地选择每天的饮料也能够改善老年人的营养状况。

膳食中磷酸盐过多可与食物中的钙结合,溶解度降低,影响钙的吸收率。膳食中膳食纤维过多、脂肪过高或蛋白质缺乏也会影响钙的吸收。食物中含草酸、植酸较高时能与某些元素结合生成难溶物质,可影响钙、铁、锌等的吸收。

例如,由于胃肠功能降低、胃酸分泌减少、活性维生素 D 合成下降等,老年人钙的吸收下降,骨吸收快于骨形成,易患骨质疏松症,故需适当补钙。但钙的补充也不宜过多,以免引起高钙血症、肾结石及内脏钙化等。另外,由于胃肠功能减退,铁吸收利用受阻,造血功能下降,加之老年人喜食清淡食物,摄入动物性食物减少,动物性铁源不足,老年人缺铁性贫血的患病率较高。因此,应选择动物肝、血制品、家禽等铁易吸收的食物。但铁可通过氧化自由基引起脂质过氧化而导致膜损害;过多的铁可沉积在心肌细胞及间质细胞内,引起心肌细胞坏死;高铁还可影响锌、铜、锰、硒等元素的吸收利用,故铁摄入过多对老年人同样不利。

二、平衡膳食的构成

平衡膳食应由尽可能多样的食物组成,这些食物大致上可分为两大类:第一类是保护性食物,富含无机盐、维生素及优质蛋白质,例如肉类食物、蔬菜、水果等;第二类是热能食物,是热能的主要来源,如粮食、食用油、糖类等。保护性食物对于维持机体正常生理功能具有积极作用,是每日膳食不可忽视的组成部分。而保护性食物只有在摄入足够热能食物的前提下才能发挥作用,故两者应相辅相成,不可偏颇。符合中国国情的平衡膳食,概括起来就是六个字,要遵循"全面、均衡、适度"的原则。

全面:指满足人体所需的全部营养素。只有将多种食物合理搭配,才能满足人体必需营养素。如谷类、薯类、肉、禽、蛋、奶、鱼、大豆及豆制品、蔬菜、水果、干果等,每天都要尽可能多样化地摄入。

均衡:就是每天我们吃的食物的比例要合适,接近人体需要。如果我们缺乏相应的平衡膳食的知识,吃得不科学,只是每个人以自己的喜好,爱吃肉就猛吃一通,爱吃虾也猛吃一通,就可能对人体健康造成严重的伤害。

适度：每天摄入的食物量要和我们人体的需要相适应，食物没有好坏之分，在食物的选择和搭配上却存在着合不合理的问题。比如肥肉，它的主要成分是脂肪，还含有胆固醇，如果我们的身体能量不足，或者能量需要较多时，这是一种很好的食物。但对于那些能量过剩的人来说，应该尽量少吃肥肉。比如，盐是日常饮食中必不可少的调味品，但是如果过量食用，就会使血压升高。

我国膳食结构的特点要求每人每天至少能吃到 20 种以上的食物，大致可按以下种类和数量予以安排（以一般轻体力活动老年人为例）：粮谷类及薯类 3 种，200~400 g；豆类及其制品 30~50 g；蛋类及其制品 25~50 g；畜、禽肉类 50~75 g；乳类及其制品 300 g；水产品 1 种，每周 50 g；动物内脏 1 种，每周 50 g；蔬菜 3~4 种，300~500 g，其中至少 1/3 以上为绿色、黄色、红色等深色蔬菜；水果 1~2 种，约 200 g；菌藻类食品 1 种，10 g；坚果类食品 1 种，30~50 g；植物油 15 g。

平衡膳食是保证机体营养的物质基础，而良好的食欲是实现合理营养的必要条件。总之，要做到平衡膳食，就要学会合理地选择与搭配食物，以保证膳食中的营养素种类齐全、营养素充足又不过剩、营养素之间的比例适当，并且早、中、晚三餐分配合理。老年人嗅觉和味觉功能逐渐衰退，嗅觉细胞更新速度减慢甚至停止更新，味蕾数目减少、萎缩，因此更应保证饮食平衡。

第四节　老年人膳食应遵循的原则

随着年龄的增加,人体各种器官的生理功能都会有不同程度的减退,尤其是消化和代谢功能,直接影响人体的营养状况,如牙齿脱落、消化液分泌减少。胃肠道蠕动缓慢,使机体对营养成分吸收利用下降。故老年人必须从膳食中获得足够的各种营养素,尤其是微量营养素。因此老年人膳食应遵循以下原则。

一、食物多样化搭配

食物多元化搭配是保证膳食平衡的必要条件。食物多元化要注意食物选择,保证不偏食、不挑食,对各种食物既不偏爱,也不拒食,才能既营养又合理全面。食物多元化搭配应注意以下几个方面。

(一)粗细粮搭配

老年人消化器官生理功能会有不同程度的减退,咀嚼功能和胃肠蠕动功能减弱,消化液分泌减少,应选择易消化的食物,以利于吸收利用。但食物不宜过精,要合理搭配主副食,粗粮细粮搭配:粗粮如燕麦、玉米所含膳食纤维较大米、小麦为多。食物加工过精如谷类,加工过精会使大量膳食纤维丢失,并将谷粒胚乳中含有的维生素和矿物质丢失。膳食纤维能增加肠蠕动,起到预防老年性便秘的作用,还能改善肠道菌群,使食物容易被消化吸收。近年的研究还说明膳食纤维,尤其是可溶性纤维对血糖、血脂代谢都起着改善作用,这些功能对老年人特别有益。随着年龄的增长,非传染性慢性病如心脑血管疾病、糖尿病等发病率明显增加,膳食纤维还有利于这些疾病的预防。而胚乳中含有的维生素 E 是抗氧化维生素,在人体抗氧化功能中起着重要的作用。老年人抗氧化能力下降,使非传染性慢性病的危险增加,故从膳食中摄入足够量抗氧化营养素十分必要。另外某些微量元素,如锌、铬对维持正常糖代谢有重要作用。

（二）常吃红豆、绿豆、豇豆等杂豆

杂豆蛋白质的质量较好,富含赖氨酸,但是蛋氨酸不足,因此可以很好地与谷类粮食配合食用,发挥营养互补作用。杂豆的 B 族维生素和矿物质含量也比较高,与大豆相当。

（三）常吃大豆及其制品

大豆具有较高的脂肪含量,约为 15%～20%,其中不饱和脂肪酸占 85%,亚油酸高达 50%,且消化率高,还含有较多磷脂。大豆蛋白质含量也较高,为 35%～40%,除蛋氨酸外,其余必需氨基酸的组成和比例与动物蛋白相似,与杂豆一样富含赖氨酸,是与谷类蛋白质互补的天然理想食品。对老年女性尤其重要的是,其丰富的生物活性物质大豆异黄酮和大豆皂苷可抑制体内脂质过剩。

（四）尽量养成喝牛奶的习惯

牛奶及其制品是钙的最好食物来源,摄入充足的奶类有利于预防骨质疏松症和骨折,虽然豆浆在植物中含钙量较多,但远不及牛奶,因此不能以豆浆代替牛奶。

(五)适当食用鱼、虾、禽、畜及蛋类

鱼、虾、禽、畜及蛋类是我们人类摄取蛋白质、脂肪、维生素 A、B 族维生素和矿物质的重要来源,是平衡膳食的重要组成部分,虽然它们可提供人体所需要的优质蛋白质和多种微量营养素,但因其有些含有较多的饱和脂肪酸和胆固醇,过多摄入对健康不利,可增加肥胖和心血管疾病等的发病风险,故在满足蛋白质和各种营养素需求的同时适量摄入,避免脂肪、胆固醇等摄入过量,从而平衡膳食。

(六)蔬菜、水果要吃够

蔬菜和水果是维生素 C 等几种维生素的重要来源,而且大量的膳食纤维可预防老年便秘,如番茄中的番茄红素对老年男性常见的前列腺疾病有一定的防治作用。

(七)适量吃坚果

坚果中含有的不饱和脂肪酸和氨基酸等物质是神经细胞的重要组成部分,坚果中的维生素、钙、磷等对大脑神经的发育非常重要。老年人吃坚果还可以通便排毒,坚果中的膳食纤维和油脂,能够润肠通便,帮助肠胃消化食物,治疗便秘。吃坚果还可以延缓衰老,坚果中的维生素含量很高,能降低老年人身体自由基和过氧化反应,缓解身体衰老,还可以保持皮肤的健康,增强老年人的免疫力。

（八）少食油盐糖酒、咖啡、浓茶及添加色素的食品

随着年龄增加，胃肠、肾脏、心脏等器官的功能降低，老年人摄入钠盐过多，容易引起高血压、脑卒中、心脏病和肾脏衰竭；长期贪杯饮酒，不仅会加重心脏负担，还会导致肝硬化；过多吃甜食，会引起肥胖症、糖尿病等，不利于身心健康。因此，倡导清淡少盐膳食，已经成为控制高血压等慢性病的重要措施。

二、合理烹调

烹调的油脂要节制，老年人的膳食提倡清淡，每日烹调用的植物油不宜过多；添加的食盐要限量，长期摄取过量的盐，与高血压及某些肿瘤的发病率有一定的关系，老年人应该养成"口轻"的饮食习惯，每日食盐的摄取量以 5~6 g 为宜；为适应老年人牙齿状况及消化功能减退的特点，食物加工宜软而烂，应多采用煮、炖、熬、蒸等烹调方法，少用煎、炸。还要注意食物的色、香、味、形等感官性状及适当照顾老年人的饮食习惯，以提高老年人的食欲。

三、饮食有规律，少食多餐

一是切忌暴饮暴食，尤其是晚餐不宜食之过饱，因过饱可使膈肌上升，影响心肌供血，是诱发心肌梗死的危险因素。二是饮酒量宜少，每克酒精的产热量达 7 kcal，相当于碳水化合物的 1.75 倍，接近脂肪的发热量。所以老年人不宜饮酒，即使有饮酒的习惯，也只能选用红酒或黄酒，其量宜少不宜多。少量适度饮酒可促进血

液循环,具有延年益寿之功效,但过度饮酒却有百害而无一利。三是节制某些食物的过多摄入,如肥肉、纯糖食品、含胆固醇高的食物等。四是控制热能食物摄入,如脂肪、食用糖等,对于超重或肥胖者更应注意限制热能食物摄入。过量摄入糖类食物能够引发高脂血症,也易导致肥胖,对牙齿也有极大的伤害,所以老年人应该少吃甜食。

老年人除了保证一日三餐正常摄食外,为了适应其肝糖原储备减少及消化吸收能力降低等特点,可适当在晨起、餐间或睡前安排一些点心、牛奶、饮料等食物,作为补充。每次数量不宜大多,以保证每日摄取食物总热量不超出老年人热能总需要量为准。

老年人用餐时要着重注意以下几个方面。

(一)速度不宜过快

老年人由于咀嚼和胃肠消化功能都有所减退,进食不宜过快,应细嚼慢咽。细嚼慢咽,不仅可以锻炼和提高老人的咀嚼功能,而且食物通过充分咀嚼后,口腔唾液中的消化酶与碎细的食物混合成食团,更利于食物的消化吸收。

(二)口感不宜过硬

老年人的牙齿大都不好,太硬的食物咬不动或是不能完全嚼碎,再加上老年人消化功能差,粗糙坚硬的食物进入胃后不易消化,不仅会损伤胃黏膜而致病,而且还会引起消化不良。老年人的饮食宜软硬适度,粗细适中,对于那些纤维素较多、较硬的食物,应尽量切细煮烂后食用。

（三）温度不宜过高（低）

进食过热、过烫的食物,会直接损伤口腔及消化道和胃黏膜,引起口腔、食管和胃部病变,严重者有致癌的危险。过冷的食物,会引起胃黏膜血管收缩,胃液分泌减少,从而引起消化不良,有时还会导致腹痛、腹泻的发生。老年人进食食物的温度应适中,一般以 50 ℃左右为宜。

（四）饱度不宜过满

老年人饮食勿过饱,一方面吃得过饱可增加胃消化负担,引起腹胀不适和消化不良,严重者还可导致心脑血管病等危急重症的突发而危及生命;另一方面老年人还会因某些营养摄入过多,导致营养过剩,从而加重心脑血管等老年性疾病,影响健康长寿。因此,老年人只吃七八成饱为宜。

（五）重视营养素的补充

随着年龄增长,60 岁以上的老年人会出现不同程度的老化,包括器官功能减退、基础代谢降低和身体成分改变等,并可能存在不同程度和不同种类的慢性疾病。由于生理、心理和社会经济情况的改变,可能使老年人摄取的食物量减少而导致营养不良。另外随着年龄增长、体力活动减少,并因牙齿、口腔问题和情绪不佳,可能致老年人食欲减退,能量摄入降低,必需营养素摄入减少,摄入的食物常常不能满足其对某些维生素和矿物质的需要,可适当采取膳食外补充的方法,但应得到医生或营养师的正确指导,防止出现毒副作用。

（六）体力活动和生活习惯

老年人基础代谢下降,从老年前期开始就容易发生超重或肥胖。肥胖将会增加非传染性慢性病的危险,故老年人要积极参加适宜的体力活动或运动,如打太极拳等,以改善其各种生理功能。在体育活动中消耗能量能够使老年人食量增加,摄入的营养也随之增加。任何形式的活动都比没有活动要好,就算是每天进行基本生活劳作,也能帮助老年人消耗能量,增加食量,促进身体健康。因老年人血管弹性减低,血流阻力增加,心脑血管功能减退,故活动不宜过量,否则超过心脑血管承受能力,反使功能受损,增加该类疾病的危险。因此,老年人应特别重视合理调整进食和体力活动的平衡关系,把体重维持在适宜范围内。

第五章　老年人的营养标准

　　我国作为世界上人口大国,人口老龄化现象一直伴随着社会的发展。根据 2010 年《全国人口普查条例》,我国老年人口增速提高,年平均增速突破 3%,全国 65 岁以上老年人口占人口总数的 3.02%,根据世界人口老龄化定义,早在 2010 年起我国已正式进入了人口老龄化社会。根据第七次人口普查,截至 2020 年 11 月,我国 60 周岁及以上老年人口 26402 万人,占总人口的 18.70%;全国 65 周岁及以上老年人口 19064 万人,占总人口的 13.50%;全国老年人口抚养比为 19.70%,比 2010 年提高 7.80 个百分点。

　　"合理膳食,适当运动,戒烟限酒,心理平衡"是健康生活方式的四大基石。其中合理膳食作为健康的第一基石,对于保持和促进人体健康尤为重要。老年人作为特殊的群体,由于其生理特点,代谢功能逐步弱化以及免疫功能降低的影响,很容易出现营养不良的问题,从而影响其身体健康。如何更好地了解和分析当前老年人营养健康状况,从中找到问题并制定出符合老年人营养需求的措施,对于改善老年人健康状况具有重要的意义。

我国居民膳食结构不合理的现象是十分严重的,特别是老年人,由于老年人的传统饮食习惯和营养观念与现代营养观念存在一定的差距,加上因年龄增长引起的器官功能衰退、疾病的困扰,以及生理心理适应能力的改变等原因,我国老年人的营养、健康状况不容乐观。

老年人身体处于衰弱状态,营养供给与消耗失衡,合并多种慢性病。其中营养不良在老年人群中普遍存在,发生率高达40%～60%,特别是老年住院患者,严重影响机体功能、疾病预后及社会功能。

中国疾病预防控制中心营养与健康所对中国15省(自治区、直辖市)60岁及以上居民膳食评价并建立"中国老年膳食指南指数2018"。从评价结果可以看出,我国15省(自治区、直辖市)60岁及以上的老年人日常膳食,在"足量"和"适量"摄入类食物上还有待改善,其他谷物和杂豆则是居民膳食纤维素的主要来源之一,增加全谷物和谷物纤维摄入,用全谷物替代精制谷物,对预防2型糖尿病、心血管疾病具有潜在的有益作用,水果可以帮助补充各类维生素起到抗氧化,提高机体免疫力的作用。奶及奶制品摄入缺乏在我国老年居民中也是一个严重的问题,牛奶是含有优质蛋白、低能量的、能够有效抑制肌肉衰减综合征的食物且其富含的钙质可以促进骨量的增长,预防骨质疏松。"足量"和"限量"摄入类食物或其富含的营养素,"适量"摄入类食物侧重于老年人的蛋白质以及动物性脂肪的摄入,生活中谷类食物的消费量持续降低,精制食物、高脂肪、高热量食物多,蔬菜、水果、粗粮摄入不足,油脂、食盐摄入量是推荐量的 2 倍,而膳食纤维及微量营养素摄入不足,尤其是维生素 A。维生素 B_2、钙、锌等不能满足老年人的需要,这些均与老年群体的慢性病糖尿病、高血压等密切相关。由此可见,由营养问题带来的老年慢性病,也并非全都源于营养缺乏,而主要是因为人们的营养知识不足,在日常饮食中营养过剩或营养不均衡。

　　我国居民膳食结构不合理的现象是十分严重的,老年人的营养、健康状况不容乐观,具体表现如下:①部分老年人生活中处于"空巢"状态,子女对老人的关注和关心不足,老年人日常饮食过于节俭或有偏食的习惯,对自身膳食健康问题的关注度不高,不愿意在饮食过程中花费过多的资金,加之自身在日常食物选择过程中对如何调配饮食结构的关注度不够,很容易造成老年人长期摄入的饮食种类单一及营养摄入不足的问题,长此以往容易出现营养不良问题。②营养不良和营养摄入过剩现象并存于老年人群。营养不良率平均为 12.4%,贫血患病率高达 19.6%,明显高于其他人群。但老年人偏重于一些传统的饮食习惯却忽视了饮食的内在品质和营养。高盐、高糖、高脂、高热食品的过量摄入,平均热量摄取量已达标准供给量,但蛋白质摄入量普遍低于最低要求,且多为谷类蛋白质,优质白质摄入量低,而脂肪百分比已达临界高位。老年人群中超重和肥胖的比例(32.4%)远高于一般人群。③膳食相关的慢性病高发我国老年人中高血压患病率达 49.1%,血脂异常为 23.4%,糖尿病为 6.77%,心血管疾病和微血管疾病并发症发病率、死亡率高,癌症患者中,老年人口占 50%,这些问题严重影响老年人的生活质量和健康。④退行性疾病发生率增加与营养失衡及抗氧化营养素摄取不足密切相关。研究表明白内障的发生与老年人抗氧化营养素摄取不足有关,给老年人补充维生素 A、维生素 E、维生素 C、硒等抗氧化营养素可延缓白内障的发生。老年性痴呆与碳水化合物、钙、锌、酪氨酸、谷氨酸磷脂、维生素 E 摄取不足有关,适当补充以上营养素可改善老年性痴呆的症状。作为老年退行性重要疾病之一的骨质疏松症及其引起的骨折已成为一个严重的社会问题,骨质疏松主要与晚期糖基化终产物减少、性激素水平降低,钙、钾、维生素 D 等摄入不足,户外运动减少,磷摄取不当及钠、蛋白质摄入量过高等因素有关。⑤不良饮食生活习惯。有的老年人为了节俭每餐,总要剩下一些菜,结果经常性吃剩菜、隔夜菜。而剩菜、隔夜菜由于放置时间长,维生素损失较多,特别是隔夜的绿叶菜,不但营养价值不高,还会产生致病的亚硝酸盐或急性胃肠感染损伤等。

此外,由于种种原因导致部分老年人的营养知识十分匮乏,尤其对膳食营养概念的理解较为粗浅,即使在家庭条件相对较好的老年人群中,误以为鱼类、肉类、鸡类食品的食用量越多越好,这就容易造成老年人中"富贵病"的发病率居高不下。部分男性老年人长期吸烟、饮酒也对机体的营养状态造成极大影响。

在全面建成小康社会的关键时期,随着人民生活质量的提高,老年营养问题却越来越突出,危害着老年人的身心健康。针对老年人存在的营养问题,为了维护和促进老年人群健康,结合老年人生理特点和营养需求,不仅老年人自身要增强自我保健意识、提高对合理营养膳食的重视。同时,应积极开展对老年人及其照顾者的营养知识健康教育并建立医护人员对老年人营养的共同管理和护理,指导老年人注意食品安全,干预不良饮食习惯、平衡膳食、合理营养,避免因不合理膳食导致各种慢性疾病,进而不断改善老年人的营养状况,提高老年人的生活质量。

第二节　营养的标准

健康中国,营养先行,合理膳食,惠及全民! 人们对吃得好、吃得健康有了更高的需求,如何做到合理膳食,《中国居民膳食指南2022》给出了明确的建议和指导意见(图5-1,图5-2)。

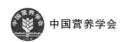

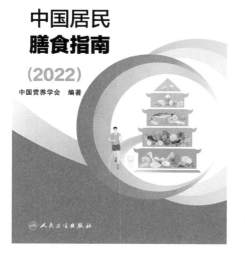

图 5-1　中国居民膳食指南　　　图 5-2　两版膳食指南对比

一、中国居民膳食指南的八大基本准则

《中国居民膳食指南》是健康教育和公共卫生政策的基础性文件,是国家实施和推动食物合理消费及改善人群健康目标的一个重要组成部分。为公众提供所需的营养保障,培养健康的饮食习惯和生活方式,以促进人群整体健康和预防慢性疾病。

"民以食为天",吃不仅是维持生命的最基本的行为,吃得科学、合理可以预防慢性病的发生,让健康状态更持久。

（一）准则一：食物多样，合理搭配

1.核心推荐

（1）坚持谷类为主的平衡膳食模式（图5-3）。

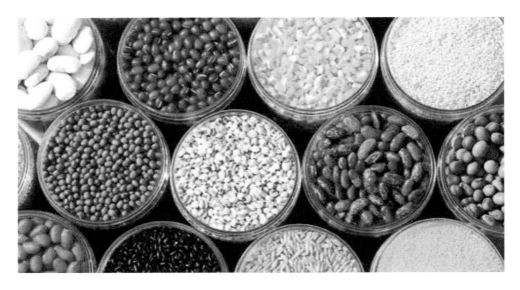

图5-3　五谷杂粮

（2）每天的膳食应包括谷薯类、蔬菜水果、畜禽鱼蛋奶和豆类食物。

（3）平均每天摄入 12 种以上食物，每周 25 种以上，合理搭配。

（4）每天摄入谷类食物 200~300 g，其中包含全谷物和杂豆类 50~150 g；薯类 50~100 g。

2. 推荐的理由

每一种食物都有不同的营养特点，只有食物多样，才能满足平衡膳食模式的需要。中国的平衡膳食模式，是中国营养学会膳食指南专家委员会根据中国居民膳食营养素参考摄入量、我国居民营养与健康状况、食物资源和饮食特点所设计的理想膳食模式。

这个模式所推荐的食物种类和比例，能最大限度地满足人体正常生长发育及各种生理活动的需要，并且可降低包括心血管疾病、高血压等多种疾病的发病风险，是保障人体营养和健康的基础。

谷物为主是最经济、合理的能量来源。与精制谷物相比，全谷物、杂豆及薯类富含 B 族维生素、矿物质、膳食纤维等营养成分及有益健康的植物化合物，适量摄入可降低便秘的发病风险，有利于降低 2 型糖尿病、心血管疾病、结直肠癌、改善血脂异常等与膳食相关的慢性病的发病风险，可减少体重增加的风险。

3. 对健康的重要性

我们知道，人体必需的营养素有 40 余种，这些营养素均需要从食物中获得。人类需要的基本食物一般可分为谷薯类、蔬菜水果类、畜禽鱼蛋奶类、大豆坚果类和油脂类五大类。不同食物中的营养素及有益膳食成分的种类和含量不同，除供 6 月龄内婴儿的母乳外，没有任何一种食物可以满足人体所需的能量及全部营养素。因此,只有多种食物组成的膳食才能满足人体对能量和各种营养素的需要,只有一日三餐食物多样化,才有可能达到膳食平衡。

谷类为主,是中国人平衡膳食模式的重要特征。谷类食物含有丰富的碳水化合物,是提供人体所需能量的最经济、最重要的食物来源,也是提供 B 族维生素、矿物质、膳食纤维和蛋白质的重要食物来源,在维持人体健康方面发挥着重要作用。因此,对于老年人来讲,坚持谷类为主,特别是增加全谷物摄入,有利于降低 2 型糖尿病、心血管疾病、结直肠癌等与膳食相关的慢性病的发病风险,可降低体重增加的风险。增加全谷物和燕麦摄入,还具有改善血脂异常的作用。

4. 日常如何实现

按照一日三餐食物品种数的分配,早餐至少摄入 4~5 个品种,午餐摄入 5~6 个食物品种;晚餐 4~5 个食物品种;加上零食 1~2 个品种。

每餐都应该有米饭、馒头、面条等主食类食物,其中应包括1/3 至1/2 的全谷类,各餐主食可选不同种类的谷类食材。采用各种烹调加工方法将谷物制作成不同口味、风味的主食,可丰富谷类食物的选择,易于实现谷物为主的膳食模式。

常见的全谷类、杂豆类和薯类食物有以下几种:

全谷物,是指未经精细化加工或虽经碾磨/粉碎/压片等处理仍保留了完整谷粒所具备的胚乳、胚芽、麸皮及其天然营养成分的谷物。如大麦、燕麦、黑麦、黑米、玉米、小米、荞麦、薏米等。

杂豆指除了大豆之外红豆、绿豆、黑豆、花豆。

薯类食物常见的就是红薯、马铃薯（土豆）、芋头、山药等（图5-4）。作为主食的同时还可以补充精米白面里缺乏的维生素C、B族维生素、钾、胡萝卜素等。比如马铃薯中钾、维生素C含量较谷类高，甘薯富含胡萝卜素和丰富的纤维素、半纤维素和果胶等，可促进肠道蠕动，预防便秘。

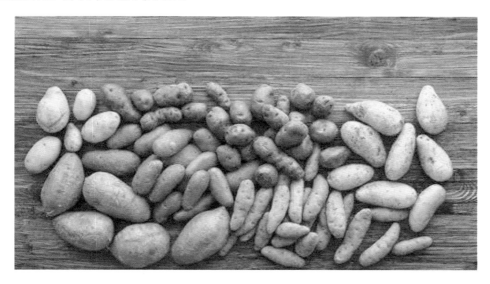

图5-4　薯类

（二）准则二：吃动平衡，健康体重

体重是评价人体营养和健康状况的重要指标，吃和动是保持健康体重的关键。各个年龄段人群都应该坚持天天运动、维持能量平衡、保持健康体重。体重过低和过高均易增加疾病的发生风险。推荐每周应至少进行5天中等强度身体活动，累计150分钟以上；坚持日常身体活动，平均每天主动身体活动6000步；尽量减少久坐时间，每小时起来动一动，动则有益。

1. 核心推荐

（1）各年龄段人群都应天天运动、保持健康体重。

（2）食不过量，保持能量平衡。

（3）坚持日常身体活动，每周至少进行 5 天中等强度身体活动，累计 150 分钟以上；主动身体活动最好每天 6000 步。

（4）鼓励适当进行高强度有氧运动，加强抗阻运动（图 5-5），每周 2~3 天。

（5）减少久坐时间，每小时起来动一动。

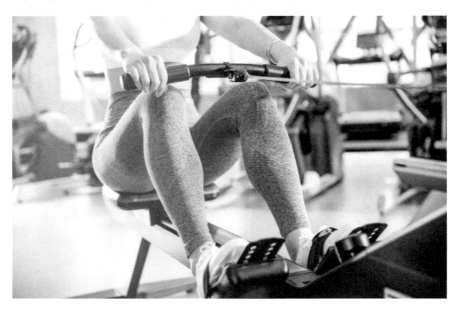

图 5-5　抗阻力运动

运动的意义不仅仅是减肥，运动对降低多种慢性病的发作风险，包括高血压、糖尿病、心血管疾病，还有部分的癌症，都是有好处的，还可缓解精神压力，提高睡眠质量，对于提高思维能力、学习能力和判断能力也有帮助，而且还有助于降低抑郁症发作风险。

2. 推荐理由

体重由脂肪体重和去脂体重构成,是客观评价人体营养和健康状况的重要指标。健康体重,指维持机体各项生理功能正常进行,充分发挥身体功能的体重,其体重构成的各组分比例恰当。体重过低或过高,或体重构成的组分比例失衡(如体脂过高,去脂体重过低)都是不健康的表现。

通常采用体质指数(BMI)来判断体重是否健康,我国成人正常的 BMI 应在 18.5~23.9,如果小于 18.5 为体重不足,如果大于等于 24 为超重,大于等于 28 为肥胖。BMI 的计算是体重(kg)除以身高平方米(m^2)。

能量是人体维持新陈代谢、生长发育、从事体力活动等生命活动的基础,不同人群所需要的能量不同。身体活动消耗的能量至少应占总能量的 15%,对一般人群而言,也就是 240~360kcal。除去日常家务、职业活动之外,还需要再加主动身体活动 40 分钟,即快步走 6000 步(5.4~6.0km/h)的运动量。

3. 对健康的重要性

吃和动是影响体重的两个主要因素。吃得过少或/和运动过量,能量摄入不足或/和能量消耗过多,导致营养不良,体重过低(低体重,消瘦),体虚乏力,增加感染性疾病风险;吃得过多或/和运动不足,能量摄入过量或/和消耗过少,会导致体重超重、肥胖,增加慢性病风险。因此,吃、动应平衡,保持健康体重。

通过合理的"吃"和科学的"动",不仅可以保持健康体重,打造美好体型,还可以增进心肺功能,改善糖、脂代谢和骨健康,调节心理平衡,增强机体免疫力,降低肥胖、心血管疾病、2型糖尿病、癌症等威胁人类健康的慢性病的风险,提高生活质量,减少过早死亡,延年益寿。

4. 日常生活中如何实现

每个人都应保持足够的日常身体活动,相当于每天6000步或以上。充分利用外出、工作间隙、家务劳动和闲暇时间,尽可能地增加"动"的机会,减少"静坐"的时间。

同时,将运动融入日常生活中,每天进行中等强度运动30分钟以上,每周5~7天,如快走、游泳、乒乓球、羽毛球、篮球、跳舞等;每2~3天进行1次肌肉力量锻炼,每次8~10个动作,每个动作做3组,每组重复8~15次,如二头弯举、颈后臂屈伸、俯卧撑、深蹲等;天天进行伸展和柔韧性运动10~15分钟,如颈、肩、肘、腕、髋、膝、踝各关节的屈曲和伸展活动,上、下肢肌肉的拉伸活动。

将运动的时间列入到生活日程中,培养运动意识和习惯,有计划安排运动,循序渐进,逐渐增加运动量。

(三)准则三:**多吃蔬果、奶类、全谷、大豆**

蔬菜、水果、奶类和大豆及制品是平衡膳食的重要组成部分,坚果是膳食的有益补充。蔬菜、水果、全谷物是维生素、矿物质、膳食纤维和植物化学物的重要来源,奶类和大豆类富含钙、优质蛋白质和B族维生素,对降低慢性病的发病风险具有重要作用。

1. 核心推荐

(1)蔬菜水果、全谷物和奶制品是平衡膳食的重要组成部分。

（2）餐餐有蔬菜,保证每天摄入不少于 300 g 的新鲜蔬菜,深色蔬菜应占 1/2。

（3）天天吃水果,保证每天摄入 200~350 g 的新鲜水果,果汁不能代替鲜果。

（4）吃各种各样的奶制品,摄入量相当于每天饮用 300 mL 以上液态奶。

（5）经常吃全谷物、豆制品,适量吃坚果。

2. 推荐理由

新鲜蔬菜和水果能量低,微量营养素丰富,也是植物化合物的来源。蔬菜水果摄入可降低脑卒中和冠心病的发病风险以及心血管疾病的死亡风险,降低胃肠道癌症、糖尿病等的发病风险。

奶类和大豆类食物在改善城乡居民营养,特别是提高贫困地区居民的营养状况方面具有重要作用。在各国居民膳食指南中,蔬果奶豆类食物都作为优先推荐摄入的食物种类。

3. 对健康的重要性

蔬菜和水果富含维生素、矿物质、膳食纤维,且能量低,对于满足人体微量营养素的需要,保持人体肠道正常功能以及降低慢性病的发生风险等具有重要作用。蔬果中还含有各种植物化合物、有机酸、芳香物质和色素等成分,能够增进食欲,帮助消化,促进人体健康。

奶类富含钙,是优质蛋白质和 B 族维生素的良好来源;奶类品种繁多,液态奶、酸奶、奶酪和奶粉等都可选用。我国居民长期钙摄入不足,每天摄入 300 g 奶或相当量乳制品可以较好补充不足。

增加奶类摄入有利于儿童少年生长发育,促进成人骨健康。

大豆富含优质蛋白质、必需脂肪酸、维生素 E,并含有大豆异黄酮、植物固醇等多种植物化合物。

坚果富含脂类和多不饱和脂肪酸、蛋白质等营养素,是膳食的有益补充。

4.日常生活如何实现

不同年龄人群推荐的食物份量见表 5-1。

表 5-1 不同人群蔬果奶豆类食物建议摄入量

食物类别	单位	幼儿(岁)		儿童少年(岁)			成人(岁)	
		2~4	4~7	7~11	11~14	14~18	18~65	65 以上
蔬菜	(g/d)	200~250	250~300	300	400~500	450~500	300~500	300~450
水果	(份/日)	2.0~2.5	2.5~3.0	3.0	4.0~4.5	4.5~5.0	3.0~5.0	3.0~4.5
	(g/d)	100~150	150	150~200	200~300	300~350	200~350	200~300
奶类	(份/日)	1.0~1.5	1.5	1.5~2.0	2.0~3.0	3~3.5	2.0~3.5	2.0~3.0
	(g/d)	500	350~500	300	300	300	300	300
大豆	(份/日)	2.5	2.0~2.5	1.5~2.0	1.5	1.5	1.5	1.5
	(g/周)	35~105	105	105	105	105~175	105~175	105
坚果	(份/周)	1.5~4.0	4	4.0	4.0	4.0~7.0	4.0~7.0	4.0
	(g/周)	50~70(2~3 份)						

注:幼儿能量值在 1000~1400 kcal/d;7~11(1400~1600 kcal/d),11~14(1800~2000 kcal/d),14~18(2000~2400 kcal/d),18~65(1600~2400 kcal/d),65 岁以上老年人 1600~2000 kcal/d。

(四)准则四:适量吃鱼、禽、蛋、瘦肉

鱼、禽、蛋和瘦肉可提供人体所需要的优质蛋白质、维生素 A、B 族维生素等,有些也含有较高的脂肪和胆固醇。动物性食物优选鱼和禽类,鱼和禽类脂肪含量相对较低,鱼类含有较多的不饱和脂肪酸;蛋类各种营养成分齐全;吃畜肉应选择瘦肉,瘦肉脂肪含量较低。过多食用烟熏和腌制肉类可增加肿瘤的发生风险,应当少吃。

1. 核心推荐

(1)鱼、禽、蛋和瘦肉摄入要适量,平均每天 300~500 g。

(2)每周吃鱼 2 次或 300~500 g,蛋类 300~350 g,畜禽肉 300~350 g。

(3)少吃深加工肉制品。

(4)鸡蛋营养丰富,吃鸡蛋不弃蛋黄。

(5)优先选择鱼肉,少吃肥肉、烟熏和腌制肉制品。

2. 对健康的重要性

鱼、禽、蛋和瘦肉含有丰富的蛋白质、脂类、维生素 A、B 族维生素、铁、锌等营养素,是平衡膳食的重要组成部分,是人体营养需要的重要来源。

但是此类食物的脂肪含量普遍较高,有些含有较多的饱和脂肪酸和胆固醇,摄入过多可增加肥胖、心血管疾病的发生风险,因此其摄入量不宜过多,应当适量摄入。

3. 日常生活中如何实现

(1)鱼类脂肪含量相对较低,且含有较多的不饱和脂肪酸,如二十碳五烯酸(EPA)和二十二碳六烯酸(DHA),对预防血脂异常和心血管疾病等有一定作用,可首选。

(2)禽类脂肪含量也相对较低,其脂肪酸组成优于畜类脂肪,应先于畜肉选择。

（3）蛋黄是蛋类中的维生素和矿物质的主要来源，尤其富含磷脂和胆碱，对健康十分有益，若适量摄入，对人体健康不会产生影响，因此吃鸡蛋不要丢弃蛋黄。

（4）肥的畜肉脂肪含量较多，能量密度高，摄入过多易造成肥胖、心血管疾病和某些肿瘤的发生，但瘦肉脂肪含量较低，矿物质含量丰富，利用率高，因此应当选吃瘦肉，少吃肥肉。

（5）动物内脏如肝、肾等，含有丰富的脂溶性维生素、B族维生素、铁、硒和锌等，适量摄入可弥补日常膳食的不足，可定期摄入，建议每月可食用动物内脏食物 2~3 次，每次 25 g 左右。

（6）烟熏和腌制肉风味独特，是人们喜爱的食品，但由于熏制和腌制过程中，易遭受多环芳烃类和甲醛等多种有害物质的污染，过多摄入可增加某些肿瘤的发生风险，应当少吃。

（7）控制摄入总量，掌握食物份量。①把握好"适量摄入"的关键，是要注意控制摄入总量。建议成人每周摄入鱼和畜禽肉的总量不超过 1.1 kg，鸡蛋不超过 7 个。应将这些食物分散到每天各餐中，避免集中食用。最好每餐可见到肉，每天可见到蛋，以便更好地发挥蛋白质互补作用。②掌握食物份量。了解常见食材或熟食品的重量，在烹饪时宜切小块烹制。烹制成的大块畜禽肉或鱼，吃前最好分成小块再供食用。

（8）外餐荤素搭配。在外就餐时，常会增加动物性食物的摄入量，建议尽量减少在外就餐的次数，如果需要在外就餐，点餐时要做到荤素搭配，清淡为主，尽量用鱼和豆制品代替畜禽肉。

（五）准则五：少盐少油，控糖限酒

1. 核心推荐

（1）培养清淡饮食习惯，少吃高盐和油炸食品。成人每天食盐不超过 5 g，每天烹调油 25~30 g。

（2）控制添加糖的摄入量，每天摄入不超过 50 g，最好控制在 25 g 以下。

（3）每日反式脂肪酸摄入量不超过 2 g。

（4）不喝或少喝含糖饮料。

（5）儿童少年、孕妇、乳母不应饮酒。成人如饮酒，男性一天饮用酒的酒精量不超过 25 g，女性不超过 15 g。

2. 科学食盐

食盐让我们享受到了美味佳肴，但高血压流行病学调查证实，人群的血压水平和高血压的患病率均与盐的摄入量密切相关。50 岁以上的人、有家族性高血压的人、超重和肥胖者，其血压对食盐的摄入量的变化更为敏感，膳食中的盐量如果增加，发生心脑血管意外的危险性就大大增加。

减少盐摄入量，本质上是通过把口味变清淡来解决。少吃加工食品，日常逐渐减少盐的摄入量。有一些小技巧，如巧用一些天然食材和调料代替食盐，增加口感。如西红柿、洋葱、蘑菇、辣椒、大蒜、葱……

另外，可选择低钠盐，减盐酱油等调味料。一般 20 mL 酱油中含有 3 g 食盐，10 g 蛋黄酱含 1.5 g 食盐，如果菜肴需要用酱油和酱类,应按比例减少食盐用量。

习惯过咸味食物者,为满足口感的需要,可在烹制菜肴时放少许醋,提高菜肴的鲜香味,适应少盐食物。

烹制菜肴时如果加糖会掩盖咸味,所以不能仅凭品尝来判断食盐是否过量,使用量具更准确。此外,还要注意减少酱菜、腌制食品以及其他过咸食品的摄入量。

3. 科学用油

人类饮食离不开油,烹调油除了可以增加食物的风味,还是人体必需脂肪酸和维生素 E 的重要来源,有助于食物中脂溶性维生素的吸收利用。但是过多脂肪摄入会增加慢性疾病发生的风险。

科学用油包括"少用油"和"巧用油",即控制烹调油的食用总量不超过 30 g/d,并且搭配多种植物油,尽量少食用动物油和人造黄油或起酥油。

"少用油"小窍门:使用带刻度的油壶来控制炒菜用油;选择合理的烹饪方法,如蒸、煮、炖、拌等,使用煎炸代替油炸;少吃富含饱和脂肪和反式脂肪酸的食物,例如饼干、蛋糕、糕点、加工肉制品以及薯条/薯片等。另外,动物油的饱和脂肪酸比例较高;植物油则以不饱和脂肪酸为主。不同植物油又各具特点,如橄榄油、茶油、菜籽油的单不饱和脂肪酸含量较高,玉米油、葵花籽油则富含亚油酸,胡麻油(亚麻籽油)中富含 α-亚麻酸。因此,应当经常更换烹调油的种类,食用多种植物油,减少动物油的用量。

4. 控制添加糖

添加糖是指人工加入到食品中的糖类,包括饮料中的糖,具有甜味特征,常见的有白砂糖、绵白糖、冰糖和红糖。添加糖是纯能量食物,不含其他营养成分,过多摄入会增加龋齿及超重肥胖发生的风险。因此,平衡膳食中不要求添加糖,若需要摄入建议每天摄入量不超过 50 g,最好控制在 25 g 以下。

对于儿童青少年来说,含糖饮料是添加糖的主要来源,建议不喝或少喝含糖饮料。添加糖的另外一个主要来源是包装食品如糕点、甜点、冷饮等,减少此类食品的摄入,也可控制添加糖。此外,家庭烹饪时也会使用糖作为佐料加入菜肴中,如红烧、糖醋等,在烹饪时应注意尽量少加糖。喝茶、咖啡时也容易摄入过多的糖,需要引起注意。

（六）准则六：杜绝浪费，兴新食尚

1. 核心推荐

（1）合理安排一日三餐,定时定量,不漏餐,每天吃早餐。

（2）规律进餐、饮食适度,不暴饮暴食、不偏食挑食、不过度节食。

（3）足量饮水,少量多次。在温和气候条件下,低身体活动水平成年男性每天喝水 1700 mL,成年女性每天喝水 1500 mL。

（4）推荐喝白水或茶水,少喝或不喝含糖饮料,不用饮料代替白水。

最好的饮水方式是少量多次,每次 1 杯（200 mL）,不鼓励一次大量饮水,尤其是在进餐前,大量饮水会冲淡胃液,影响食物的消化吸收。除了早、晚各 1 杯水外,在三餐前后可以饮用 1~2 杯水,分多次喝完;也可以饮用较淡的茶水替代一部分白开水。此外,在炎热夏天,饮水量也需要相应地增加。

对于运动量大、劳动强度高或暴露于高温、干燥等特殊环境下的人,如运动员、农民、军人、矿工、建筑工人、消防队员等全天的饮水推荐量大大超过普通人的,需要考虑同时补充一定量的矿物质(盐分)。

2. 推荐理由

(1)我国食物从生产到消费环节,存在着巨大的浪费。如粮食生产后及加工过程中,由于过度追求成品粮感官指标,加之加工水平较低,造成粮食浪费。而餐饮业、食堂和家庭更是食物浪费的重灾区。

2013 年调查资料显示,我国消费者仅在中等规模以上餐馆的餐饮消费中,每年最少倒掉约 2 亿人一年的食物或口粮;全国各类学校、单位规模以上集体食堂每年至少倒掉了可养活 3000 万人一年的食物;我国个人和家庭每年可能浪费约 5500 万吨粮食,相当于 1500 万人一年的口粮。浪费会加重环境污染、能源消耗,对经济和社会发展不利。

(2)食源性疾病仍然不容忽视。目前无论是发展中国家还是发达国家,食源性疾病仍然是食品安全的最大问题。据世界卫生组织(WHO)估计,全球每年发生食源性疾病数十亿人,每年有 180 万人死于腹泻性疾病,其中大部分病例可归因于被污染的食物或饮用水。食源性疾病的问题在发展中国家更为严重。根据分析，发生在餐饮服务单位的食源性疾病事件最多，包括饭店、食堂和乡村酒席等，占总数的 55.4%。食源性疾病不仅会带来沉重的疾病负担，还可造成巨大的经济负担。

（3）食物过敏问题值得警惕。一项区域性调查结果表明，在北京、广州等地，居民食物过敏的发生率为 3.4%～5.0%；另一项针对中国 3～12 岁儿童的研究表明，儿童食物过敏率为 8.4%。在所有致敏性食物中，最常见的有鸡蛋、牛奶、海鲜、鱼、水果等。其中对鸡蛋过敏的人数最多，占所有过敏人群中的 54%；其次是牛奶。因此，掌握食物基本知识、学会阅读食品标签，是预防过敏的重要方法之一。

（4）现代生活节奏改变了传统饮食习惯。在家吃饭本是中国的饮食传统，但随着现代生活节奏的加快，在外就餐的人数比例大大增加。有些年轻夫妻甚至很少在家做饭或陪父母吃饭。而在外就餐更加容易摄入较多的能量、脂肪、盐等，因此，我们提倡常回家吃饭，传承优良文化，享受家庭亲情。

3. 对健康的重要性

我国学者的测算数据表明，如果没有浪费，国内每年将减少化肥使用量 459 万吨，节约农业用水量 316 亿吨。因此珍惜食物、减少浪费将很大程度上有助于缓解国内耕地资源、水资源紧张的问题，还可产生可观的经济效益。

食源性疾病除了引起死亡等严重后果外，最常见的症状是肠道症状，如引起患者的脱水、消化不良，也严重影响了人体对食物中营养素的吸收利用。除了损害健康,食源性疾病对经济的影响也不容忽视。如在美国,沙门菌引发的食源性疾病造成每年23.29亿美元的经济损失,弯曲菌病造成每年13~68亿美元的经济损失。食源性疾病对我国的巨大影响也不容忽视。因此,掌握基本的食品安全知识、注意饮食卫生、预防食源性疾病,无论是从减轻疾病负担还是经济负担方面,都有巨大的公共卫生意义。

我国饮食文化源远流长,"新食尚"包含勤俭节约、平衡膳食、饮食卫生、在家吃饭等我国优良饮食文化。动手制备食物、在家就餐,不但可以熟悉食物和烹饪技巧,更重要的是可以加强家庭成员的沟通、传承尊老爱幼风气、培养儿童和青少年良好饮食习惯、促进家庭成员的相互理解和情感沟通。同时,在家就餐也是保持饮食卫生、平衡膳食、避免食物浪费的简单有效措施。

(七)准则七:会烹会选,会看标签

1. 核心推荐

(1)在生命的各个阶段都应做好健康膳食规划。

(2)认识食物,选择新鲜的、营养素密度高的食物。

(3)学会阅读食品标签,合理选择预包装食品。

(4)学习烹饪、传承传统饮食,享受食物天然美味。

(5)在外就餐,不忘适量与平衡。

2. 日常生活中如何实现

选择当地、当季食物,能最大限度保障食物的新鲜度和营养;备餐应该彻底煮熟食物,对于肉类和家禽、蛋类,应确保熟透。

购买预包装食品要看食品看标签。食品标签通常标注了食品

的生产日期、保质期、配料、质量（品质）等级等，可以告诉消费者食物是否新鲜、产品特点、营养信息。另要注意过敏食物及食物中的过敏源信息。

（八）准则八：公筷分餐，杜绝浪费

1. 核心推荐

（1）选择新鲜卫生的食物，不食用野生动物。

（2）食物制备生熟分开，熟食二次加热要热透。

（3）讲究卫生，从分餐公筷做起。

（4）珍惜食物，按需备餐，提倡分餐不浪费。

（5）做可持续食物系统发展的践行者。

2. 日常生活中如何实现

珍惜食物从每个人做起，日常生活应做到按需购买食物、适量备餐、准备小份量食物、合理利用剩饭菜。上班族午餐应分餐制或简餐。

食物不仅承载了营养，也反映了文化传承和生活状态。勤俭节约、在家吃饭、同时可减少浪费、保证饮食卫生。让我们从现在开始，做到珍惜食物不浪费、饮食卫生不得病，树饮食新风尚、享健康好生活！

二、中国居民平衡膳食餐盘

中国居民平衡膳食餐盘（图5-6）是按照平衡膳食原则，描述了一个人一餐中膳食的食物组成和大致比例。一餐膳食的食物组合搭配通过餐盘更加直观，清晰明了。

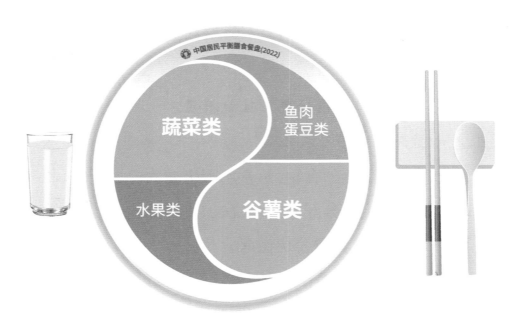

图 5-6　中国居民平衡膳食餐盘(2022)

　　餐盘分成4部分,分别是谷薯类、动物性食物和富含蛋白质的大豆及其制品、蔬菜和水果,餐盘旁的一杯牛奶提示其重要性。此餐盘适用于2岁以上人群,是对一餐中食物基本构成比例的描述。

　　与膳食平衡宝塔相比,平衡膳食餐盘更加简明,用传统文化中的基本符号,表达阴阳形态和万物演变过程中的最基本平衡,一方面更容易记忆和理解,另一方面也预示着一生中天天饮食,错综交变,此消彼长,相辅相成的健康生成自然之理。2岁以上人群都可参照此结构计划膳食,即便是对素食者而言,也很容易将肉类替换为豆类,以获得充足的蛋白质。

三、新旧版膳食指南的细节变化对比

对比 2016 版,新版 2022 版的推荐内容,从食物种类和数量上的变化有以下几个方面:①更强调了多样化的合理搭配;②多吃蔬果不变,还特别指出了多吃全谷类;③奶类推荐量从 300 g 提升到 300~500 g;④盐量进一步控制,每天<5 g;⑤强调了规律进餐,足量饮水。

在健康饮食习惯养成和实用技能方面:①针对外卖增加,就餐不规律、重油重盐等情况,推荐"规律进餐",强调了会烹会选,提倡回家做饭,回家吃饭;②倡导会看(营养)标签,学会科学合理的选择预包装食品;③在继续倡导杜绝浪费的基础上,进一步将"新食尚"落实到"公筷分餐";④提出足量饮水的准则。

四、坚持以天然食物为基础,品种多样化

越来越多的研究表明:食物种类的多样化、科学合理的配比搭配才是日常膳食最优选。我们吃的不是各种独立的营养素,而是复合了多种营养素的各种食物,不是通过吞药似的一把一把地吃各种营养补充剂,而是通过不同来源天然的食物多种类合理搭配,才能最大限度地实现理想膳食,并长期习惯下来,为一生的健康助力。

五、膳食宝塔各层的变化分析

中国居民平衡膳食宝塔描述了平衡膳食的结构,如图 5-7 所示。

中国居民平衡膳食宝塔(以下简称"宝塔")是根据《中国居民膳食指南(2022)》的准则和核心推荐,把平衡膳食原则转化为各类食物的数量和所占比例的图形化表示。

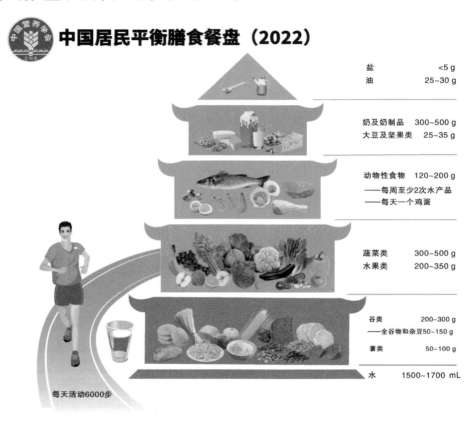

图 5-7　中国居民平衡膳食宝塔

中国居民平衡膳食宝塔形象化的组合,遵循了平衡膳食的原则,体现了在营养上比较理想的基本食物构成。宝塔共分 5 层,各层面积大小不同,体现了五大类食物和食物量的多少。五大类食物包括谷薯类、蔬菜水果、畜禽鱼蛋奶类、大豆和坚果类以及烹调用油盐。食物量是根据不同能量需要量水平设计,宝塔旁边的文字注释,标明了在 1600~2400 kcal 能量需要量水平时,一段时间内成年人每人每天各类食物摄入量的建议值范围。2016 版和 2022 版平衡膳食宝塔区别如表 5-2 所示。

表 5-2　两版平衡膳食宝塔的区别

食物种类	2016 版	2022 版
盐	<6 g	<5 g
油	25～30 g	25～30 g
奶及奶制品	300 g	300～500 g
大豆及坚果类	25～35 g	25～35 g
禽畜肉	40～75 g	动物性食品 120～200 g（每周至少 2 次水产品,每天 1 个鸡蛋）
水产品	40～75 g	
蛋类	40～75 g	
蔬菜类	300～500 g	300～500 g
水果类	200～350 g	200～350 g
谷薯类	250～400 g	谷类　　200～300 g
其中全谷物和杂豆	50～150 g	其中全谷物和杂豆　50～150 g
薯类	50～100 g	薯类　　50～100 g
水	1500～1700 mL	1500～1700 mL

（一）宝塔第一层：谷薯类

谷类薯类分开推荐,提倡全谷杂粮摄入,提倡每日足量饮水。谷薯类是膳食能量的主要来源（碳水化合物提供总能量的 50%～65%）,也是多种微量营养素和膳食纤维的良好来源。膳食指南中推荐 2 岁以上健康人群的膳食应做到食物多样、合理搭配。在 1600～2400 kcal 能量需要量水平下的一段时间内,建议成年人每人每天摄入谷类 200~300 g,其中包含全谷物和杂豆类 50~150 g;另外,薯类 50~100 g,从能量角度,相当于 15~35 g 大米。

(1)主食不用吃那么多,每天差不多半斤就够了,而且还包括淀粉含量高的甜食里的量(具体数据根据性别、身高、体重、体力活动的不同而波动)。

(2)谷类包括小麦、稻米、玉米、高粱等及其制品,如米饭、馒头、烙饼、面包、饼干、麦片等。全谷物保留了天然谷物的全部成分,是理想膳食模式的重要组成,也是膳食纤维和其他营养素的来源。要注意谷类中一半最好是全谷和杂豆类,例如藜麦、高粱、燕麦片,绿豆、赤小豆等都可以。

(3)剩下一半的主食吃精制米面类也行,但如果加餐零食里吃了饼干面包小蛋糕,那正餐吃的白米饭,还是减点量好。

(4)喝水时注意小口,多次,足量。

(二)宝塔第二层:蔬果

蔬菜每天一斤,绿叶菜占一半,水果大约每天一个拳头大小。蔬菜水果是膳食指南中鼓励多摄入的两类食物。在 1600～2400 kcal 能量需要量水平下,推荐成年人每天蔬菜摄入量至少达到 300 g,水果 200~350 g。蔬菜水果是膳食纤维、微量营养素和植物化学物的良好来源。蔬菜包括嫩茎、叶、花菜类、根菜类、鲜豆类、茄果瓜菜类、葱蒜类、菌藻类及水生蔬菜类等。深色蔬菜是指深绿色、深黄色、紫色、红色等有颜色的蔬菜。深色蔬菜一般富含维生素、植物化学物和膳食纤维,推荐每天占总体蔬菜摄入量的 1/2 以上。

水果多种多样,包括仁果、浆果、核果、柑橘类、瓜果及热带水果等。推荐吃新鲜水果,在鲜果供应不足时可选择一些含糖量低的干果制品和纯果汁。

(三)宝塔第三层:畜禽水产蛋类

红肉、白肉和蛋类,尤其推荐每周两次以上吃水产类食材(图5-8)。鱼、禽、肉、蛋等动物性食物是膳食指南推荐适量食用的食物。在 1600~2400 kcal 能量需要量水平下,推荐每天鱼、禽、肉、蛋摄入量共计 120~200 g。

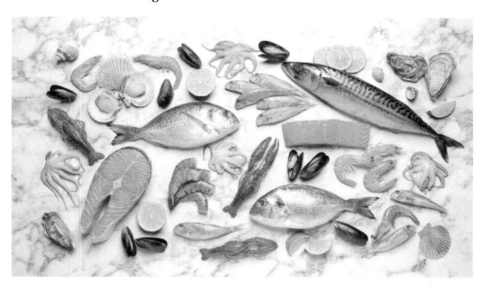

图 5-8 水产类食物

新鲜的动物性食物是优质蛋白质、脂肪和脂溶性维生素的良好来源,建议每天畜禽肉的摄入量为 40~75 g,少吃加工类肉制品。目前我国汉族居民的肉类摄入以猪肉为主,且增长趋势明显。猪肉含脂肪较高,应尽量选择瘦肉或禽肉。常见的水产品包括鱼、虾、蟹和贝类,此类食物富含优质蛋白质、脂类、维生素和矿物质,推荐每天摄入量为 40~75 g,有条件可以优先选择。蛋类包括鸡蛋、鸭蛋、鹅蛋、鹌鹑蛋、鸽子蛋及其加工制品,蛋类的营养价值较高,推荐每天 1 个鸡蛋(相当于 50 g 左右),吃鸡蛋不能丢弃蛋黄,蛋黄含有丰富的营养成分,如胆碱、卵磷脂、胆固醇、维生素 A、叶黄素、锌、B 族维生素等,对各年龄段人群都有益。

营养师叮咛:红肉类需要适当控制,少吃肥肉、烟熏及腌制肉品。倡导每周两次水产品摄入,每天推荐一个鸡蛋。

(四)宝塔第四层:奶类、豆类

每天 300~500 g 的饮奶量,坚果一小把,豆制品适量。奶类和豆类是鼓励多摄入的食物。奶类、大豆和坚果是蛋白质和钙的良好来源,营养素密度高。在 1600~2400 kcal 能量需要量水平下,推荐每天应摄入至少相当于鲜奶 300 g 的奶类及奶制品。奶类富含钙,是优质蛋白质的良好来源,增加摄入量有利于生长发育,骨骼健康;建议每日奶制品品种 2 种以上。在全球奶制品消费中,我国居民摄入量一直很低,多吃各种各样的乳制品,有利于提高乳类摄入量。

大豆包括黄豆、黑豆、青豆,其常见的制品如豆腐、豆浆、豆腐干及千张等。坚果包括花生、葵花子、核桃、杏仁、榛子等,部分坚果的营养价值与大豆相似,富含必需脂肪酸和必需氨基酸。推荐大豆和坚果摄入量共为 25~35 g,其他豆制品摄入量需按蛋白质含量与大豆进行折算。50 g 大豆(以蛋白质含量计)可以相应替换为下列豆制品之一:145 g 北豆腐、280 g 南豆腐、730 g 豆浆、110 g 豆腐干、350 g 内酯豆腐、80 g 豆腐丝、105 g 素鸡。坚果无论作为菜肴还是零食,都是食物多样化的良好选择,建议每周摄入 70 g 左右(相当于每天 10 g 左右)。

（五）宝塔第五层：油盐糖调料类

减盐、减油、减糖,戒烟限酒。油盐作为烹饪调料必不可少,但建议尽量少用。推荐成年人平均每天烹调油不超过 25～30 g,食盐摄入量不超过 5 g。烹调油包括各种动植物油,植物油如花生油、大豆油、菜籽油、葵花籽油等,动物油如猪油、牛油、黄油等尽量少用。烹调油也要多样化,应经常更换种类,以满足人体对各种脂肪酸的需要。

我国居民食盐用量普遍较高,盐与高血压关系密切,限制食盐摄入量是我国长期行动目标。除了少用食盐外,也需要控制隐形高盐食品的摄入量。控盐从<6 g,再到 2022 版的<5 g。烹饪用油控制在三瓷勺即可。关于油盐糖的数据都提示了三减的导向:减盐、减油、减糖。

酒和添加糖不是膳食组成的基本食物,烹饪使用和单独食用时也都应尽量避免。其他含酒精类饮品也需要严格控制量,最好不饮酒。不分性别,每天均限量小于 15 g 酒精。还应戒烟。

（六）身体活动和饮水

身体活动和水的图示仍包含在可视化图形中,强调增加身体活动和足量饮水的重要性。低身体活动水平的成年人每天至少饮水 1500～1700 mL(7～8 杯)。在高温或高身体活动水平的条件下,应适当增加饮水量。饮水或过多都会对人体健康带来危害。来自食物中水分和膳食汤水大约占 1/2,推荐一天中饮水和整体膳食(包括食物中的水,汤、粥、奶等)水摄入共计 2700~3000 mL。

身体活动是能量平衡和保持身体健康的重要手段。运动或身体活动能有效地消耗能量,保持精神和机体代谢的活跃性。鼓励养成天天运动的习惯,坚持每天多做一些消耗能量的活动。

六、宝塔的应用

(1)确定适合自己的能量水平。膳食宝塔中建议的每人每日各类食物适宜摄入量范围适用于一般健康成人,在实际应用时要根据个人年龄、性别、身高、体重、劳动强度、季节等情况适当调整。年轻人、身体活动强度大的人需要的能量高,应适当多吃些主食;年老、活动少的人需要的能量少,可少吃些主食。

(2)食物同类互换,调配丰富多彩的膳食。应用膳食宝塔可把营养与美味结合起来,按照同类互换、多种多样的原则调配一日三餐。

(3)要因地制宜充分利用当地资源。我国幅员辽阔,各地的饮食习惯及物产不尽相同,只有因地制宜,充分利用当地资源才能有效地应用膳食宝塔。

例如牧区奶类资源丰富。可适当提高奶类摄入量;渔区可适当提高鱼及其他水产品摄入量;农村山区则可利用山羊奶以及花生、瓜子、核桃、榛子等资源。在某些情况下,由于地域、经济或物产所限无法采用同类互换时,也可以暂用豆类代替乳类、肉类;或用蛋类代替鱼、肉；不得已时也可用花生、瓜子、榛子、核桃等坚果代替大豆或肉、鱼、奶等动物性食物。

（4）要养成习惯，长期坚持。膳食对健康的影响是长期的结果。应用于平衡膳食宝塔需要自幼养成习惯，并坚持不懈，才能充分体现其对健康的重大促进作用。

（5）各食物所需所占百分比。为了保持身体健康，必须保证每日三餐、按时进食；在每日摄入的总能量中，早、中、晚餐的能量应当分别占 30%、40% 和 30% 左右。谷类在每日食物摄入量中占 33% 左右，蔬菜水果类在日食物摄入量中占 31% 左右，蛋肉鱼类在每日食物摄入量中占 20% 左右，奶豆类在每日食物摄入量中占 12% 左右，油脂类在每日食物摄入量中占 4% 左右。

第三节　老年人的营养标准

一、老年人器官功能特点

随着年龄增加，老年人器官功能可出现不同程度的衰退：①牙齿缺损、咀嚼和消化吸收能力下降；②视觉和听觉及味觉等感官反应迟钝、常常无法反映身体对食物、水的真实需求；③肌肉萎缩、瘦体组织量减少、体脂肪量增加；加上骨量丢失、关节及神经系统退行性病变等问题，使得老年人身体活动能力减弱，对能量、营养素的需求发生改变；④老年人既容易发生营养不良、贫血、肌肉衰减、骨质疏松等与营养缺乏和代谢相关的疾病，又是心血管疾病、糖尿病、高血压等慢性病的高发人群。很多人多病共存,长期服用多种药物,很容易造成食欲不振,影响营养素吸收,加重营养失衡状况。

因此,针对这些问题对老年人膳食提出指导很有必要。一般人群膳食指南的内容也适合于老年人,此外,应用近年来老年营养领域的新理念和新技术,补充了适应老年人特点的膳食指导内容,目的是帮助老年人更好地适应身体机能的改变,努力做到合理膳食、均衡营养,减少和延缓疾病的发生和发展,延长健康的生命时间。

二、老年人膳食指南的关键推荐

(一) 少量多餐细软,预防营养缺乏

食物多样,制作细软,少量多餐、预防营养缺乏。不少老年人牙齿缺损,消化液分泌和胃肠蠕动减弱,容易出现食欲下降和早饱现象,造成食物摄入量不足和营养素缺乏,因此老年人膳食更应注意合理设计、精准营养。

对于高龄老人和身体虚弱以及体重出现明显下降的老人,应特别要注意增加餐次,除三餐外可增加两到三次加餐,保证充足的食物摄入。2022 版膳食指南针对平均寿命提高以及人口老龄化的情况,新增了 80 岁以上的高龄老人的膳食建议(以前只划分在 60 岁)。其中的重点是要预防营养不良和衰弱。要注意监测体重,如果发现老人 BMI 小于 20,就应当特别地重视分析到底是什么原因,并通过医学评估来避免营养不良。

对于有吞咽障碍和 80 岁以上老人,可选择软食、进食中要细嚼慢咽、预防呛咳和误吸;

对于贫血,钙和维生素 D、维生素 A 等营养缺乏的老年人,建议在营养师和医生的指导下,选择适合自己的营养强化食品。

（二）主动足量饮水，积极户外活动

老年人身体对缺水的耐受性下降,要主动饮水,每天的饮水量达到 1500~1700 mL,首选温热的白开水。

户外活动能够更好地接受紫外线照射,有利于体内维生素 D 合成和延缓骨质疏松的发展。一般认为老年人每天户外锻炼 1~2 次,每次 1 小时左右,以轻微出汗为宜;或每天至少 6000 步。注意每次运动要量力而行,强度不要过大,运动持续时间不要过长,可以分多次运动。

（三）延缓肌肉衰减，维持适宜体重

骨骼肌肉是身体的重要组成部分,延缓肌肉衰减对维持老年人活动能力和健康状况极为重要。

延缓肌肉衰减的有效方法是吃动结合,一方面要增加摄入富含优质蛋白质的瘦肉、海鱼、豆类等食物,另一方面要进行有氧运动和适当的抗阻运动。

老年人体重应维持在正常稳定水平,不应过度苛求减重,体重过高或过低都会影响健康。从降低营养不良风险和死亡风险的角度考虑,70 岁以上的老年人的 BMI 应不低于 20 kg/m^2。血脂等指标正常的情况下,BMI 上线值可略放宽到 26 kg/m^2。

（四）摄入充足食物，鼓励陪伴进餐

老年人每天应至少摄入 12 种及其以上的食物。采用多种方法增加食欲和进食量，吃好三餐。早餐宜有 1~2 种以上主食、1 个鸡蛋、1 杯奶、另有蔬菜或水果。中餐、晚餐宜有 2 种以上主食，1~2 个荤菜、1~2 种蔬菜、1 个豆制品。饭菜应色香味美、温度适宜。

老年人应积极主动参与家庭和社会活动，主动与家人或朋友一起进餐或活动，积极快乐享受生活。适当参与食物的准备与烹饪，通过变换烹饪方法和食物的花色品种，烹制自己喜爱的食物，提升进食的乐趣，享受家庭喜悦和亲情快乐。

对于孤寡、独居老年人，建议多结交朋友，或者去集体用餐地点（社区老年食堂或助餐点、托老所用餐），增进交流，促进食欲。对于生活自理有困难的老年人，家人应多陪伴，采用辅助用餐、送餐上门等方法，保障食物摄入和营养状况。家人应对老年人更加关心照顾，陪伴交流，注意饮食和体重变化，及时发现和预防疾病的发生和发展。

夕阳无限好，健康很重要，营养不能少！

第四节　营养状况的自我评价

一、饮食习惯和营养状况的自我评价

（一）饮食习惯的自我评价

膳食是营养的主要来源，但并不是只要把食物吃进胃里，其营

养就能被机体吸收。进食的方法与习惯对营养的吸收利用及身体健康有很大影响。因此,我们应该养成良好的饮食习惯。表5-3列举的一些不良饮食习惯我们应该积极纠正。

表5-3 不良饮食习惯

表现	对身体的影响
经常不吃早饭	引起消化液供不应求,消化不良
暴食、暴饮	加重胃的负担,引起消化不良,体重增加
进食速度过快	消化不良,不利于营养素的吸收利用
挑食、偏食、经常食用某一类食物	营养不均衡,缺乏某些营养
运动后立即大量饮水	加重心脏负担,冲淡胃液
经常吃零食	影响正常进食,是消化功能失调
常食用高脂、高糖类食物	引起高血脂、脂肪肝、心脏病、肥胖等

(二)营养缺乏症的自我监测

营养缺乏可引起多种疾病。通过对照表5-4,我们可以可初步了解自己一些疾病的起因,并可以有针对性地加强营养。

表5-4 营养缺乏症

病症表现	可能缺乏的营养
发育矮小,消瘦,食欲不振等	蛋白质,钙、磷、铁,维生素、A、B、C 等
头发缺乏光泽、稀疏而少、易脱落	维生素 A、E,蛋白质等
脱发,眼角膜干燥,角膜软化,畏光,角膜周围充血,暗适应能力下降	维生素 B_2、A,铁,蛋白质等

续表 5-4

病症表现	可能缺乏的营养
面色苍白,鼻、唇缺乏油脂等	维生素 B_2,蛋白质等
牙龈肿胀、海绵状出血	维生素 B_2
皮肤干燥,毛囊角化,粗糙性皮炎	维生素
凹性甲、匙状甲、舟状甲等	铁
肌肉萎缩、肌无力等	蛋白质
粗脖子症	碘
口角炎、口角糜烂、唇炎等	维生素 B_2

(三) 营养过剩症的自我监测

营养并非越多越好,营养过剩同样会引起某些疾病。表 5-5 是营养过剩的各种表现。

表 5-5　营养过剩的表现

种类	症状表现
蛋白质过剩	食欲不振,大便干燥
脂肪过剩	消化不良,腹泻,食欲不振,肥胖,高血脂,动脉硬化,冠心病等
碳水化合物过剩	龋齿,肌肉松软等
铁过剩	食欲不振,呕吐,腹泻,大便异常
氟过剩	氟斑牙,骨质异常
维生素过剩	头昏,头疼,呕吐
维生素 C 过剩	食欲减退,乏力,精神困倦,消化不良等
维生素 D 过剩	食欲不振,组织钙化,血钙过高等

二、营养状况自我评估表

对于老年人,尤其是患有疾病的老年人来说,营养不良的患者由于机体免疫力下降,容易感染,导致病情迅速发展,并发症的发生率是营养正常患者的 4 倍,相应死亡率也明显提高。营养不良还会造成住院时间延长、增加住院费用。因此,患病老年人的营养状况非常重要。

表 5-6 是一个简单的老年人微型营养评定(MNA)量表,请把每题相应答案的分数填入文框内,最后累加得到营养评分总分。

表 5-6　微型营养评价(MNA)

(第一部分)

A. 在最近 3 个月内,有否因食欲减退、咀嚼或吞咽等消化问题导致食物摄入减少?

0＝严重的食欲减退　　1＝中等程度的食欲减退　　2＝没有食欲减退

B. 最近 1 个月内体重有否减轻?

0＝体重减轻超过 3 kg　　1＝不清楚　　2＝体重减轻 1~3 kg

3＝没有体重减轻

C. 活动情况如何?

0＝卧床或坐在椅子上　　1＝能下床/椅,但不能出门　　2＝能出门

D. 在过去的 3 个月内是否有过心理创伤或罹患急性病?

0＝是　　　2＝否

E. 有否神经心理问题?

0＝严重的痴呆或抑郁　　1＝轻度痴呆　　2＝无心理问题

续表 5-6

F. BMI 是多少

0＝BMI<19　　　1＝19<BMI<21　　　2＝21<BMI<23　　　3＝BMI≥23

筛查分值（共计最高 14 分）

≥12 分者,正常,无营养不良的危险→不需要完成进一步的评价

≤11 分者,可能存在营养不良→继续进行评价

MINI 营养评估（MNA）→第二部分

（第二部分）

G. 是独立生活（不住在养老院或医院内）吗?

0＝否　　1＝是

H. 每日服用至少 3 种处方药吗?

1＝否　　0＝是

I. 有压力性疼痛或皮肤溃疡吗?

1＝否　　0＝是

J. 每日吃完的餐有几次?

0＝1 餐　　1＝2 餐　　2＝3 餐

K. 蛋白质的摄入量是多少?

每日至少 1 份乳制品（牛奶、奶酪、酸奶）　　是?　　否?

每周 2~3 次豆制品或鸡蛋　　是?　　否?

每日吃肉、鱼或禽类　　是?　　否?

0.0＝0~1 个"是"　　0.5＝2 个"是"　　1.0＝3 个"是"

L. 每日能吃 2 份以上的水果或蔬菜吗?（水果 100 g/份,蔬菜 200~250 g/份）

0＝否　　1＝是

续表 5-6

M. 每日喝多少液体(水、果汁、咖啡、茶、牛奶等)?

0.0＝少于 3 杯　　0.5＝3~5 杯　　1.0＝多于 5 杯

N. 进食的情况?

0＝需帮助才能进食　　1＝自己进食有困难　　2＝自己进食没有困难

O. 自己对营养状况的评价如何?

0＝认为自己营养不良　　1＝不清楚　　2＝认为自己无营养不良

P. 如与其他同龄人比较,对自己的营养状况评价如何?

0.0＝没有其他人好　　0.5＝不清楚　　1.0＝一样好　　2.0＝比其他人好

Q. 中臂围(MAC)是多少?（cm）

0.0＝MAC≤21　　0.5＝MAC＝21~22　　1.0＝MAC≥22

R. 小腿围(CC)是多少?（cm）

0＝CC＜31　　1＝CC≥31

评价分值(共计最高 16 分)

筛查分值

总评估分(共计最高 30 分)

营养不良评分值

1723.5 分　　存在营养不良的危险

＜17 分　　营养不良

第六章　老年人食物选取加工与保存

　　"养生之道,莫先于食。"合理搭配食物,均衡营养,可有效促进身体健康。吃是一件大事,对于老年人更是如此,选择不恰当的食物,不仅浪费钱,还会伤害身体。随着现在人们生活水平的不断提高,食物种类日益丰富,面对琳琅满目的食材,该如何挑选呢? 下面就来普及一下常见食物的选购方法。

一、大米的选购

　　民以食为天,食以米为先,大米是我们日常生活中大部分地区常食用的主食,称誉为"五谷之首",是中国的主要粮食作物,约占粮食作物栽培面积的四分之一。大米,又称"稻米",是稻谷经清理、砻谷、碾米等工序制作而成。稻米含有丰富的碳水化合物,适量的蛋白质,各种氨基酸比例较合理,并含有维生素和矿物质,是营养均衡的健康食粮,是补充营养素的基础食物。

（一）按品种选

大米可分为三类,粳米、籼米和糯米。三种米的选购标准都不同。

粳米:是常见的主食,种植历史已有6900多年,在中国各地均有栽培,是中国饮食文化的特产之一。主要产于中国华北、东北、苏南以及江苏等地。米粒一般呈椭圆形或圆形,米粒丰满肥厚,横断面近于圆形,长与宽之比小于二,颜色蜡白,呈透明或半透明,质地坚硬而有韧性,煮后黏性油性均大,柔软可口。

籼米:系用籼型非糯性稻谷制成的米,主要产于中国两湖、两广、江西、四川等地。米粒粒形呈细长或长圆形,长者长度在7 mm以上,蒸煮后出饭率高,黏性较小,米质较脆,加工时易破碎,横断面呈扁圆形,颜色白色透明得较多,也有半透明和不透明的。

糯米:又称江米,在中国南方称为糯米,而北方则多称为江米。呈乳白色,不透明,煮后透明,黏性大,胀性小,一般不做主食,多用制作糕点、粽子、元宵等,以及作酿酒的原料。糯米也有籼粳之分。

（二）按粗细分

稻谷按粗细分为糙米和精制大米（即通常所说的大米）,稻谷由谷壳、果皮、种皮、外胚乳、糊粉层、胚乳和胚等各部分成。糙米是指脱去谷壳,保留其他各部分的制品;精制大米是指仅保留胚乳,而将其余部分全部脱去的制品。

稻谷中除碳水化合物以外的营养成分(如蛋白质. 脂肪、纤维素、矿物质和维生素)大部分都集中在果皮、种皮、外胚乳、糊粉层和胚(即通常所说的糖层)中(图6-1),因此糙米的营养价值明显优于精制大米。但糙米难以消化,口感差,尤其对于胃肠功能弱的老年人,要慎重选择。

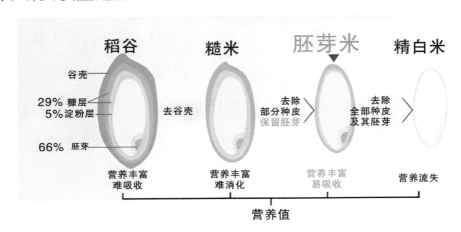

图6-1　稻谷加工和营养示意图

(三) 按颜色选

大米有白色、紫色、黑色和绿色等品种。在所有颜色中白色的营养最低,黑米的营养最高。科学分析表明,黑米中的B族维生素是白米的4倍,钾、镁、铁、锌等微量元素分别是白米的4.4倍、6倍、1.7倍、3.8倍。大米的颜色由花青素决定,而花青素有很强的抗氧化作用。所以,颜色越深,抗氧化功效越强,对健康越有益。

因此,老年人在选择大米时主要考虑以下几个方面。

试硬度:大米粒的硬度与蛋白质的含量有关,米粒的硬度越强,透明度也越高,蛋白质含量越高。

看腹白:腹白是大米的腹部有一个不透明的白斑,在大米粒中心部分称为“心白”,在大米腹外部的称“外白”。米粒腹白部分含淀粉较多,蛋白质的含量较低。

查爆腰:大米在干燥过程中发生急热,急热现象后,米粒内外收缩失去平衡形成的爆腰。爆腰米营养价值降低,食用时外烂里生。爆腰米粒表面出现一条或更多条横裂纹,从而可以判断。

看黄粒:大米中某些营养成分在一定的条件下发生了化学反应,或者是大米粒中微生物引起的,造成米粒变黄。黄粒米的香味和食味都较差,在选购时,须观察黄粒米的多少。

辨新陈:大米如果陈化现象较重时,色泽变暗,黏性降低,缺乏大米原有的香味。所以,在选择大米时要认真观察米粒的颜色,如果表面有白道沟纹或灰粉状的米是陈米,数量越多说明大米越陈旧。

闻气味:捧起大米闻一闻气味,优质大米具有正常的谷香或者清香味,没有异味。如香气浓郁或有异味,要慎重选择,若有发霉气味说明是陈米。

购买超市定型包装的大米,主要看外包装是否完整,产品标签标注是否齐全,主要包含产品品牌、等级、生产日期和保质期、产品标准号、生产厂家、地址等,没有这些内容最好不要购买。

二、面粉的选购

面粉(小麦粉)是一种由小麦磨成的粉状物,是中国北方大部分地区的主食,用面粉制成的食物品种繁多,花样百出,风味迥异。小麦籽粒由胚乳、胚和麦皮三部分组成。重量百分比为:胚乳82%~85%,胚2%~3%,麦麸12%~14%。胚乳含有大量淀粉,并含部分由蛋白质组成的面筋质,是加工面食品的主要原料。麦皮含主要成分有膳食纤维、B 族维生素、矿物质和植物化学物。麦粒赖以发芽的是麦胚,麦胚含蛋白质、脂肪,并有丰富的维生素 E,可提取胚芽油,用作康复、营养食品。胚乳与麦麸之间还有糊粉层粘连,营养素和麦胚接近。人们食用的面粉是麦粒经过制粉工艺加工使麦麸、麦胚和胚乳分离并将胚乳磨细制成。面粉加工是物理分离过程,并不改变小麦胚乳原有的化学特性和水和后的面团流变学特性。加工过程中,麸皮、糊粉层及谷胚等流失。留下的精细部分就是胚乳,剩下的主要营养物质是淀粉。因此选购面粉并非越精细越好。根据面粉里蛋白质含量的多少分为高筋粉、中筋粉和低筋粉。目前市场上售卖的高精面粉就是高级精制,它表示小麦的加工工艺,并不是面粉的蛋白质含量,所以"高级精制"的可能是高筋面粉,也可能是低筋面粉。其用途和特点如下。

(一) 高筋粉

高筋面粉,又名强筋面粉,它里面的蛋白质含量高。最好的高筋粉是春小麦面粉,蛋白质含量可高达 12% 以上。颜色较深,本身较有活性且光滑,手抓不易成团状。高筋面粉适合做面包、点心、泡芙等。

(二) 中筋粉

中筋面粉是蛋白质含量介于高筋面粉和低筋面粉中间的一种面粉。颜色乳白,介于高、低粉之间,体质半松散。一般中式面食都会用到,如包子、馒头、面条等。一般市售,无特别说明的面粉,都可以视作中筋面粉。而且这类面粉包装上面一般都会标明,适合用来做包子、饺子馒头、面条等。

（三）低筋粉

低筋面粉又名弱筋面粉,它里面的蛋白质含量低。颜色较白,麸质也较少,因此筋性亦弱,用手抓易成团;比较适合用来做蛋糕,松糕,饼干以及挞皮等需要蓬松、酥脆口感的西点。

快速分辨的方法:用手抓起一把面粉,用拳头攥紧并捏成团,然后松开,再用手轻轻掂量这个粉团,如果粉容易散开,就是高筋粉;如果粉团在轻轻掂的过程中,还能保持形状不散,则是低筋粉。

从影响面粉食用品质的因素来看,蛋白质含量和品质是决定其食用品质、加工品质和市场价值的最重要的因素。例如制作面包就要用高筋小麦粉以求面包体积大、口感好;制作面条、水饺就要用中强筋小麦粉以求其筋道、爽滑;而用低筋小麦粉制成的蛋糕松软、饼干酥脆。可见,随着食品工业化生产的发展,各种专用面粉的需求越来越高。

面粉需要采取合适的方法进行保存,可以保存在阴凉通风的地方,保存的时候需要注意不能让阳光直接照射,过高的温度和湿度都会影响面粉的保质期。

三、蛋类的选购

（一）鸡蛋的种类

根据蛋壳的颜色分为:白壳蛋、粉壳蛋、褐壳蛋和绿壳蛋4个类型;根据蛋鸡的饲养方式分为野生蛋、养殖蛋;根据品种分为:野山鸡蛋,土鸡蛋(山鸡蛋、草鸡蛋、柴鸡蛋)和洋鸡蛋。土鸡蛋就是食用自然饲料所产的鸡蛋;洋鸡蛋指的是养鸡场或养鸡专业户用合成饲料养的鸡下的蛋。红皮鸡蛋就是洋鸡蛋的一种。

国内品种的鸡蛋和国外品种的鸡蛋营养上几乎没有差别,只是在口感上会因饲养环境的不同而有差别,鸡吃的食物对鸡蛋的品质和口感影响较大,追求口感的人,可以购买土鸡蛋,选择 50 g以下的鸡蛋,蛋壳干净、带标识。鸡蛋的安全度则由鸡的健康程度决定的,尽量选购信誉好厂家的产品。建议少买或不买壳上带粪便的鸡蛋,因为这种鸡蛋可能有大量的病原微生物。

(二) 如何辨别新鲜鸡蛋

(1)日光透射法。对着日光透射,呈微红色的是新鲜的鸡蛋,半透明状态,蛋黄轮廓清晰,昏暗不透明或有污斑的,说明鸡蛋已经变质。

(2)观察蛋壳法。鲜蛋蛋壳上附着一层霜状粉末,且颜色鲜明,气孔明显。蛋壳清洁完整,没有黑色斑点;打开后蛋黄膜不破裂,蛋白与蛋黄界限分明,颜色鲜艳,无血管形成,蛋白浓稠不会散开,在阳光或灯光下照射,半透明,呈微红色;变质蛋比如泻黄蛋、严重黏壳蛋或严重霉变蛋,打开后有霉味或腐臭味,这些变质蛋就不能再食用了。从颜色上来说,白皮鸡蛋比红皮的好。

(3)轻摇法。鲜蛋无声,陈蛋有水声,

(4)掂重量。同等大小的鸡蛋,用手掂一掂,新鲜的分量较重些。

四、奶制品的选购

（一）纯奶的选购

牛奶是营养丰富的食品，更是老年人最佳长寿食品。因为牛奶含有人体所必需的一切营养成分，这些营养成分的质量和构成比例都适合人体需要，尤其适合老年人。它吸收率高，利用率高，是既经济又安全的营养保健食品。面对各种各样种类繁杂，名字高端、价钱差异又很大的纯牛奶产品，可用下述方式选择优质的奶制品。

1. 会看营养成分表

牛奶的营养价值更多地取决于蛋白质的含量，因此，选购牛奶重要考虑蛋白质的含量。纯牛奶中的蛋白含量低于 2.9g/100 g，属于蛋白质含量低的奶制品。同时因为牛奶蛋白自身就含有丰富的钙，所以只要蛋白质含量上去了，补钙的作用也自然而然地达到了。市面上也有一些高钙奶，即在原有钙含量的基础上额外再添加一些钙进去，但是需要注意的是，这些通过人工额外添加的钙，相比于牛奶蛋白中含有的钙来说吸收的效率会相对低一些。甚至一些牛奶商家宣称自己是高钙牛奶，但是并没有额外添加钙，钙含量依然只是来源蛋白质。因此，如果宣称的高钙牛奶，价格却比普通牛奶高出很多，从性价比上考虑还不如再喝一包普通牛奶，或者通过其他食物补充钙。

2. 常温奶和鲜奶的选择

常温奶采用的是超高温灭菌法，即 135 ℃不少于 1 秒的高温瞬时灭菌。这种方法在杀死牛奶中的有害病菌同时，也会损伤部分活性营养成分，对牛奶风味也有一定影响。但蛋白质没有影响。而采用巴氏法杀菌的新鲜牛奶是在 72 ℃~75 ℃条件下将牛奶中的有害微生物杀死，而保留牛奶中对人体有利的营养物质，因此常温奶的营养成分和新鲜程度都不及采用巴氏法杀菌的新鲜牛奶。

市面上还有卖"自家新鲜现挤的"牛奶，这种牛奶质量是存在一定安全风险的，第一无法确定鲜挤的牛奶是否接受了预处理（通常工业化的牛奶生产会对鲜奶进行预处理来防止牛奶中的脂肪在短时间内酸败）和常规的检查。这样就会导致这种所谓的鲜牛奶在售卖的过程中有很高变质的风险，而且你也无法了解牛奶的蛋白含量到底是多少。第二奶牛自身是否健康，比如说该奶牛自身患有乳腺炎，那可能会导致更多的细菌混杂进牛奶中。建议尽量不要去购买这种所谓的"鲜奶"，如果购买了也尽量做到当天买当天喝，并且喝之前必须要将牛奶完全煮沸才行。

不管是冷藏的巴氏杀菌奶还是放在常温下的超高温灭菌牛奶，只要它们的蛋白含量相差不大，在营养上就没有太大差别，完全可以根据我们自己的经济条件进行挑选。

（二）酸奶的选购

正宗的酸奶是牛奶经过发酵后产生了乳酸菌，变成了半凝固状，酸味很浓。牛奶经过乳酸菌发酵后，游离的氨基酸和肽增加，更容易被人身体消化吸收。酸奶中的乳糖含量减少，使乳糖酶活性低的成人也容易接受。因此乳糖不耐受的人群喝酸奶是不错的选择。酸奶中维生素 A、维生素 B₁、维生素 B₂ 等的含量与鲜奶含量相似,但叶酸含量却增加了一倍左右,胆碱也明显增加。同时,由于酸奶的酸度增加,更加有利于维生素的保护。乳酸菌进入肠道可以抑制一些腐败菌的生长,调整肠道菌群,防止腐败胺类对人体的不良作用。从口味上来说,纯酸奶是酸的,并没有其他味道。一般超市、商店售卖的很多酸奶,包装上都写了很小的两个字——风味,美其名曰"风味酸奶",事实上就是改良了口味的酸奶,也就是加了料的酸奶。从配料表可以看出,一般都会加些增稠剂、甜味剂等,目的是让酸奶的口味更好。这些食品添加剂都在国家允许的范围之内,少量食用对人体也没有害处。

《食品安全国家标准发酵乳》规定,发酵乳的蛋白质含量不得低于 2.9 g/100 g,风味发酵乳的蛋白质含量不得低于 2.3 g/100 g。在购买酸奶的时候看营养成分表就可以轻松识别其营养价值。一些酸奶的包装上会有各种保健菌种的说明,比如加入了"嗜酸乳杆菌""双歧杆菌",这都说明,这些酸奶有更好的保健作用,能用于调整肠胃功能,促进消化。

在选购酸奶时,还应注意与酸奶名字相近的乳饮品。乳饮品只能是偶尔调剂一下我们的味觉,过量饮用则可能会造成龋齿、超重或肥胖的问题。选择的时候通过看包装,两步辨别乳饮料。一看配料表,按法规要求,配料表是按照原料的含量从大到小排列的。也就是排在配料表首位的是含量最多的原料。牛奶、酸奶或复原乳的配料表首位一般是牛乳或乳粉,而乳饮料配料表首位则是水。二看营养标签,一般我们推荐购买蛋白质含量 3.0 g/100 mL 以上的牛奶,而大多数乳饮料的蛋白质含量都不足 1.0 g/100 mL。另外常见的花生牛奶和核桃乳,虽然是乳白色的,其实并不一定是牛奶,产品种类上一般会标明是一种"饮料",在配料表中一般也是水、白砂糖、花生、核桃排在前面,至于乳粉或牛乳的添加量较少。

老年人常喝酸奶,对健康有益,但不宜过多饮用、不宜加热、不宜空腹饮用、不宜与药物同服。风味酸奶在制作过程中会添加蔗糖作为发酵促进剂,有时还会有各种糖浆调味,糖尿病患者要特别注意。

五、肉类的选购

(一) 冷藏的排酸肉

排酸肉是一种经过冷藏处理的肉类。不管是哪种肉类,都可以做成排酸肉。动物刚宰杀后,肉质柔软称为"热鲜肉"。几个小时后,肉开始僵硬收缩,此时口感很差。用热鲜肉来做菜,一般不好吃。如果马上冷冻,会导致肉质收缩更强烈,口感更硬。

把逐渐僵硬的肉存放在零度以上的环境中,肉质会慢慢恢复柔软。这是因为肉里面的微量葡萄糖分解成乳酸,使肌肉嫩化,同时产生大量带有鲜味的氨基酸和核苷酸。这个过程就叫排酸,排酸肉如此得名。排酸肉相比热鲜肉和冷冻肉,都更加美味。买了排酸肉后,不要放在冰箱里冷冻,最好储存在保鲜盒里。

(二) 肉类选购要点

1.猪肉的选购

新鲜的猪肉呈带光泽的淡粉色或玫瑰红色,肉质鲜嫩有弹性,无黏液、少渗水,没有腥臭味。偏苍白或者褐色的肉,肉质已经不新鲜。选购猪肉尽可能在固定摊位处购买,猪肉表皮有检疫印章的。

快速识别注水猪肉方法:用干净纸巾贴在猪肉切面上,一分钟取下观察,接触猪肉被浸湿且其余没有贴到猪肉上的部分也被浸湿,用火点燃纸巾发现没有明火或者不能燃烧,表明这是注水肉。

2. 牛肉的选购

正常保鲜的牛肉颜色呈鲜红色带有光泽,肉质坚韧有弹性,用手摸起来不粘手,指压后凹陷部位立即恢复。劣质牛肉摸起来粘手或很干燥,指压后凹陷不能恢复。牛肉条纹纤细,表面比较干燥,没有汁液流出。闻起来没有异味,若脂肪泛黄,有血水渗出,闻之腐臭味,表明肉不新鲜。快速辨别注水牛肉方法同辨别注水猪肉的方法。

3. 鸡肉的选购

选购鸡肉以新鲜为主要原则,肉质柔软有弹性,鸡皮紧绷、平滑,肉色淡粉色有光泽,没有不良气味,没有异物、骨折。如果鸡的翅膀后面有红针点,周围黑色说明注水鸡,用手掐皮层,打滑,也是注水鸡。

不管哪种肉类,在选购的时候,尽可能选择信誉好的合格商家,还需认准合格标志。

第二节　烹饪加工对食物营养成分的影响

经过烹饪、加工后食物营养素的含量必定会有改变。因为各种营养素的性质不同,在烹饪加工中,营养素含量的改变程度也不同。一般烹饪、加工食物中的维生素最易损失,无机盐次之,三大宏量营养素蛋白质、脂肪和糖类在营养方面的改变相对要小。

一、主食烹饪、加工对营养素的影响

米面是中国人的主食,一日三餐不可缺少。合理地烹饪、加工主食,使其具有良好的色、香、味、形,有利于人体健康,提高机体消化吸收率。不同的烹饪、加工方法对米面营养素的影响不同。

(一) 米的淘洗

淘米的目的是洗去泥沙和杂屑,不宜用力搓洗,力度越大,损失营养素越多。实验表明,米粒在水中经过一次搓揉淘洗后,所含蛋白质损失 4%,脂肪损失 10%,无机盐损失 5%。故不宜反复搓洗,淘米次数越多,营养素损失越大。另外淘米的水温度越高,浸泡时间越长,营养素的损失就越大。

正确的淘米方法是:

(1)淘米用凉水,不要用热水和流水淘洗。

(2)控制淘洗的次数,新米淘洗一次即可,以能淘去泥沙杂屑为度;陈米可适当多洗几次,达到去除表面的霉菌及残留即可,对

于霉变的食物尽可能不吃。

（3）淘米不能用力搓洗。

（4）淘米前不要把米在水中浸泡，以防止米粒表层可溶性营养大量随水流失。

（二）米的蒸煮

烹制米饭最好的方法是焖饭或蒸饭。煮饭时，大量维生素、无机盐、糖类和蛋白质溶于米汤中，若丢弃米汤，大量的营养素就会丢失。此外，一次不宜烹制过多米饭，避免反复蒸煮炒，以免减少米饭的营养价值，增加肠胃道负担。

（三）加碱煮粥

为了增加粥的黏稠度，有些人在煮粥时加碱。碱对于大部分维生素来说，却是一种可怕的敌人。维生素 C、维生素 B_1、维生素 B_2、叶酸等维生素都非常怕碱。其中维生素 B_1 损失高达 75%，碱性条件下加热，损失就更为惨重。加了碱，又长时间地熬粥，无异于把其中的维生素 B_1 和 B_2 赶尽杀绝。碱加多了，还有一种不舒服的碱味和滑溜感，而且会破坏新鲜粮食中原有的香气。正确的做法是煮粥时一次加足水，不加碱，其间不添水，盖好锅盖，大火烧开，再小火慢熬，效果较好。有个例外，煮玉米粥时加少量的碱，玉米中的结合型尼克酸，这种 B 族维生素是结合状态，不易被人体吸收。如果加碱，就能把它释放出来，转变为游离型尼克酸，利于人体吸收。但要注意适量原则。

（四）蒸制面食

蒸馒头、花卷等面食需要加碱。碱加少了,会发酸;碱多了,做出来的馒头花卷发黄、苦涩难咽,还会破坏大量维生素。发酵面粉时可用鲜酵母或菊花引子代替碱,对于营养素的保存更好。

（五）煮制面食

煮面条、水饺等面食由于水和高温的作用,大量的维生素留在汤中,B 族维生素最多。煮熟后的面条,维生素 B_1 的含量是生面条的 51% ,49%的维生素 B_1 除小部分损失外,大部分溶解在面条汤中。所以,应当充分利用原汤。

面食的制作方法有蒸、煮、烙、炸等多种多样,营养素在不同的烹制方法中损失程度也不同,其中蒸、煮(不弃面汤)、烤的烹制虽然对营养素有一定影响,但比起油炸,营养素的损失还是略小一些,尤其是 B 族维生素。在实际生活中,既要兼顾营养成分少流失,又要兼顾口感和习惯的需要。

二、肉类烹饪加工对营养素的影响

（一）洗涤、加碱和上浆挂糊勾芡的处理

需要切洗的肉类,先洗后切,防止或减少蛋白质、脂肪、含氮有机物、无机盐及水溶性维生素溶于水中。若切后再洗,既降低了其营养价值,减少了鲜味,还会使肉质变硬,影响口味。炖、煮肉时不宜加喊,肉类遇碱会收缩,肉会变得又老又粗又韧,还会破坏肉中的维生素,尤其是 B 族维生素。在烹调前,肉类上浆或挂糊;烹调

末期,勾芡。经过糊、浆、芡的处理后,不仅肉类的质地鲜嫩,尚可锁住营养,减少营养素流失。在烹调中,肉类内部均匀受热,菜品更可口;还可避免肉中蛋白质因高温变性,从而提高蛋白质的利用率;糊、浆的成分主要是糖类,给肉类挂糊、上浆后,既减少了肉类的油腻感,又补充了糖类,增加菜肴的风味。

（二）烹调

不同的方式方法烹调肉类,对营养素的影响是不同的。

1. 烹调时间对营养素的影响

烹调时间对营养素的影响很大。相同烹调方法,时间越长,营养素损失越多,时间越短,营养素损失越少,因此,保证食物成熟度和口感的条件下,尽量减少烹调时间。

烹调时间较短的方法有炒、爆、熘,这是旺火快速成菜的方法。应选用含蛋白质丰富、水分多、质地细嫩的肉类为原料,加工成丝、片、丁等,再挂糊上浆,最后快速烹制,这样的烹调方法使营养素的损失较少。

烹调时间较长的方法有煮、炖、焖、卤、煨、烧等,大多采用中小火进行,选用质地较老的肉类。这类原料蛋白质含量比较高。烹调中,先用冷水加热煮沸,然后中小火长时间加热。这样做,利于蛋白质的变性水解,使肉中的氮充分浸出,肉质柔软、汤汁鲜美可口,利于消化吸收利用。根据测定,炖鸡时,浓鸡汤中的蛋白质仅为 7 g/100 g。而鸡肉的蛋白质是鸡汤蛋白质的三倍。所以不要只喝汤,不吃肉。

2. 烹调温度对营养素的影响

高温对营养素的影响较大，如炸、煎、烘、烤。为了使菜肴具有特殊的风味和香味，多采用用此类方法烹调肉类，其肉质口感外酥内嫩，也容易被消化吸收，但会破坏营养素（尤其是维生素），甚至还会产生对人体有害的物质。烹调加工的方法对营养素的影响是极其复杂的，除了与原料本身的性质有关，也与各种外界因素有关，与烹饪者的烹调水平也有很大关系。

三、蔬菜烹饪加工对其营养素的影响

由于蔬菜本身营养素的特殊性，在不同的烹饪加工中对其营养素的影响是显而易见的。

（一）合理洗涤

蔬菜在烹调前先洗后切、切后即烹，这样可以减少其营养素（特别是维生素和无机盐）的损失。若切后再洗、浸泡、长时间放置，都不利于营养素的保存。其中以维生素 C 的损失最大，其次是水溶性维生素及无机盐。

（二）恰当处理

蔬菜若经开水烫后再挤汁，其维生素、无机盐损失较大。若需要挤汁，应将挤去的菜汁充分利用，以减少营养素损失。另外，为了保持蔬菜的鲜嫩碧绿，有人在烫菜或炒菜时加碱，维生素的损失会增加，因此应避免加碱。

（三）科学烹调

烹调方法不同,对蔬菜的营养素的影响也不同。较好的烹饪方法是旺火急炒,维生素 C 的损失较少,短时间内利用油的高温破坏原料中氧化分解酶的活性,减少酶对维生素 C 的分解破坏。熬煮菜时,水量多,加热时间长,维生素 C 的保存率比急火炒的方法低得多。因此在煮菜时,水沸后再放菜,这样可以减少维生素 C 的损失。蒸菜相比熬、煮保存的维生素 C 多,但蒸的时间越长,维生素 C 的损失越多。焯水,是一种用极短的时间完成,旺火快速成菜的方法,对维生素和无机盐的保存介于炒和煮之间,是一种"沸进沸出"的烹调方法。在水中加些油可以保持蔬菜的鲜艳色彩,但不宜加碱。焯水尤其适合富含植酸、草酸、鞣酸等有机酸的蔬菜,如菠菜、苋菜、竹笋、茭白等,可以除去大部分有机酸,既有利于无机盐地吸收,又使蔬菜的口感更佳。

（四）正确食用

蔬菜中的营养素,尤其维生素类,在烹调前、中、后,都容易破坏,蔬菜在保证安全的情况下能够生食的尽可能生食,能够摄取完整的营养素。蔬菜烹调加工后尽快食用,营养充足又新鲜美味。

第三节　食物储存注意事项

各种食物原料容易受自然界中各种环境因素的影响而腐败,为了避免腐败,人们可以经过不同的配制和加工处理,使之利于保藏和食用,并且保持良好的口感、风味,从而满足人们的饮食习惯、喜好及各种特殊的需要,因此,食物的保藏过程对食物的生物利用及营养成分有着很大的影响。食物储存不当,会导致细菌滋生,造成食物营养流失,严重者可引发食物中毒。科学的食物储存在保证食品安全的同时,还要尽可能保留食物的营养。

以延长原料的保存期而采取的加工工艺称为保藏工艺。常见的保藏工艺有冷冻冷藏工艺、干制脱水工艺、腌渍和烟熏工艺、辐射保藏工艺、罐藏杀菌工艺等。

不同的食物采用不同的保藏方式,对其营养价值影响也有所不同。

一、食物保藏及其种类

(一) 食物冷藏、冷冻

食物冷藏是现在家庭保存食物最常用的方法。食物的冷冻保藏是利用低温条件保藏食品的过程,食品的温度降低,维持低温水平或冰冻状态。因微生物在适宜的温度范围内,才能正常生长与繁殖,温度越低,微生物的生长繁殖能力越弱,因而,降低温度能延缓微生物生长繁殖的速度,当温度降低到微生物最低生长温度以下时,则微生物停止生长并出现死亡。所以,冷冻保藏可延缓或阻止其腐败变质的速度,从而达到食物贮藏的目的。食物冷藏根据其温度可分为食品的冷藏和食品的冷冻。

1. 食物的冷藏

食物的冷藏是将食品存放在近冰点或高于冰点温度中的一种

贮存方法。冷藏的温度一般为 $-2\ ℃\sim15\ ℃$,常用的冷藏温度是 $4\ ℃\sim8\ ℃$ 。贮藏温度的高低是冷藏工艺中最重要的因素,食物不同所需的冷藏温度也各有区别,一般来说,冷藏温度越接近冰点温度,贮藏期就越长。但也有些对温度特别敏感的食品,不适宜的温度,还会有冷藏病害发生。如,在冷藏低于 $12\ ℃$ 时,香蕉的果皮受到冷害而发生褐变。冷藏食品时应严格控制冷藏温度,应根据不同的食物选择适宜的温度,切不可把冰箱当保险箱。

生活中常见食物有不同的适宜温度。黄瓜、苦瓜、豇豆和南瓜等喜温蔬菜,适宜存放在 $10\ ℃$ 左右,不能低于 $8\ ℃$;绝大部分叶菜为喜凉蔬菜,其适宜温度为 $0\ ℃\sim2\ ℃$,不能低于 $0\ ℃$ 。豆角、茄子、番茄、青椒之类可以在低温下存 $4\sim5$ 天。而土豆、胡萝卜、洋葱、白萝卜、白菜之类可以放长一些,当然最好还是放进冰箱,如果不方便,也可以放在家里阴凉通风的地方。

冷藏除了要注意温度外,家用冰箱储存食物还应注意防止交叉污染和储存时间。建议冷藏之前先把附着在蔬菜表面的泥土清理掉,用牛皮纸或卫生纸等能吸水的纸,包好后放进保鲜袋,松松地扎上袋口,再放进冰箱。蔬菜最好放在冷藏室下层靠门的地方,和冰箱内壁略保持距离,以免蔬菜发生冻伤。绿叶蔬菜存放不要超过 3 天,其他蔬菜最好一周内吃完。

冷藏果汁 24 小时内要喝完,酸性的果汁最多也不能超过 48 小时,最好竖放在冰箱门架上。酸奶宜放在冷藏室上层靠门处,这里温度最高,方便拿取,又具有能保持益生菌的活性的优点。

剩饭剩菜放入冷藏室放有盖保鲜盒里,或用保鲜膜盖好,避免串味和污染。储存时间不要超过 2 天,食用之前要彻底加热,因再次加热饭菜均会有营养成分损失,口感也会变差,要避免反复加热。新鲜活菌酸奶在家用冰箱中的存放最好不超过两周。鸡蛋存放时为避免污染其他食品,最好放入保鲜袋后再冷藏。冷藏最好不要超过一个月。

2. 食物的冷冻

冷冻是将食物冻结后在保持食品冻结状态的温度条件下贮藏的一种方法。常用的冷冻贮藏的温度是 $-18\ ℃$,长期贮藏食物需要冷冻。合理地冷冻,食物的外观、色泽、质地和风味等方面不发生变化,可保持食物原有的状态。但解冻后的食品须立即食用。

冷冻食物需注意:生鲜鱼肉先分切再冷冻,冷冻的鱼肉,不要大块直接放进去,切分成一次能吃完的量,并尽量让形状规整,用保鲜袋分装好,或者放冷冻盒里,放入冷冻室速冻。解冻时提前一晚取出来放在冷藏室,可以自然冷藏化冻,损失肉类风味和肉汁最少。化冻后尽量不再二次冷冻。包子、饺子、粽子、汤圆等一次做多了,也可以如此冷冻保存。

(二) 食物干藏

食物干藏就是食品的干燥脱水保藏,是一种传统的保藏方法。原理是食物的含水量降低,微生物缺水而不能生长。微生物细胞内蛋白质因干燥变性以及盐浓度的增高,从而生长抑制或死亡。在干燥过程中,有些微生物可迅速死亡;有些随着干燥环境的持续而逐渐死亡;还有一些微生物虽能长期地活下来,但也不能生长繁殖。

食物干藏过程是在自然或人工控制条件下,使食物中水分蒸发的过程。自然干燥有风干、晒干、阴干等;人工干燥有真空干燥、热空气干燥、烘食物干藏房烘干。自然干燥特点是成本低、干燥温度低,易受环境气候影响,干制食物的质量与卫生不能有效保证。人工干燥通过人工控制条件,利用热的对流、传导和辐射等方式对食品进行干制的方法。

（三）腌渍与烟熏

食物的腌渍,利用食盐和食糖的渗透作用,提高食物的渗透压,使食物的水分活性降低,以控制微生物的生长与繁殖,来达到防止食物腐败变质,保持食物食用价值的目的。

食物的烟熏,利用木屑等材料焖烧时产生的烟气来熏制食物,是延缓食物腐败变质的一种保藏方法。烟熏适用于鱼类肉类,一般与腌渍法结合使用。

（四）辐射保藏

辐射保藏,利用原子能射线的辐射能量,对新鲜肉类、水产类、蛋类及其制品、蔬菜水果粮食、调味料等食物进行杀菌、杀虫、酶活性钝化等处理,延长食物保质期,使之在一定的时期内不发生腐败变质。

（五）高温保藏

食物经高温处理后,能杀灭其中绝大部分微生物,微生物是引起食物腐败变质和使人致病、中毒的主要原因,杀灭微生物以保证食物安全卫生,延长食物的保藏期。是提高食物保藏期性能的重要手段之一。

加热杀菌是比较常用的方法之一。微生物生存与繁殖需要适宜温度,大多数微生物 35 ℃~60 ℃易于生存繁殖。加热杀菌使微生物体内的蛋白质在高温下变性,抑制和破坏微生物的新陈代谢及其生理功能;微生物的细胞结构在高温下也会遭到破坏,从而杀灭微生物。加热杀菌的方法很多,常见的有巴氏杀菌、常压杀菌、加压杀菌等。

二、食物保藏对原料营养价值的影响

(一)冷藏、冷冻对食物营养价值的影响

食物在冻藏期间,维生素类不稳定,易于损失,尤其是水溶性维生素,如维生素 C;而蛋白质、脂肪、碳水化合物和矿物质等几乎没有损失。

冷冻之所以被认为是保藏食品的最好方法,是因为它既保持食物的感官性状又保存了食物的营养价值,保存时间也相对持久。

解冻期间损失较多是 B 族维生素和矿物质,对蛋白质含量较多的动物组织影响不大,因为营养流失过程主要发生在渗出时,损失的程度与其水溶性大小密切相关。

(二)辐射保藏对食物营养价值的影响

辐射保藏对食物中营养素的含量有一定影响。蛋白质经辐射后可引起变性,部分降解,生成氨基酸,蛋白质的消化吸收利用率会增加。脂肪经照射后发生氧化、脱羧、氢化等作用,同时产生氧

化物过氧化物等,相比脂肪中的饱和脂肪酸比较稳定,而不饱和脂肪酸容易被氧化。辐射对矿物质和碳水化合物的影响不大。辐射过程影响较大的是维生素类,如水溶性维生素 C、维生素 B_1、维生素 B_2,都会有不同程度的损失;脂溶性维生素对辐射也较敏感,根据损失多少进行排序,损失大小顺序分别是维生素 E>胡萝卜素>维生素 A>维生素 D。

(三)化学保藏对食物营养价值的影响

化学保藏是为了防止食品的腐败变质,在食品的加工时加入食品添加剂,加入的添加剂对食物中的营养素会有不同程度的影响。如氧化剂使食物中的维生素 C、维生素 E 和维生素 A 氧化而被破坏。在烹饪过程中加入亚硝酸盐,可以使肉类的色泽保持鲜艳,还有抑制使肉类腐败菌的生长作用,但亚硝酸盐会破坏维生素 C、胡萝卜素、维生素 B_1 及叶酸。

(四)高温保藏对食物营养价值的影响

高温保藏对食物中营养素有着非常显著的影响,因为高强度的加热,含碳水化合物丰富的食物,在受热中淀粉糊化易于人体消化吸收。蛋白质受热变性,提升人体对蛋白质的消化吸收率,提高蛋白质的营养价值,但不耐热的氨基酸会因过度加热使含量下降及利用率降低,从而降低蛋白质的营养价值。油脂类经过高温时加快了氧化速度,易于发生氧化酸败,不仅影响食品的感官性状,还降低了食品的食用价值与营养价值。食物的种类不同,也会因加热的方式、加热的温度及持续的时间的不同,维生素的损失也不尽相同,其中维生素 C 和维生素 B_1 的损失最多,维生素 B_2、烟酸、维生素 B_6 等也有一定的损失,而维生素 A 和维生素 D 的影响最小。

"民以食为天,食以米为先",大米是我们日常生活中吃得最多的主食,称誉为"五谷之首",是中国的主要粮食作物,约占粮食作物栽培面积的四分之一。大米,又称"稻米",是稻谷经清理、砻谷、碾米等工序制作而成。稻米含有丰富的碳水化合物,适量的蛋白质,各种氨基酸比例较合理,并含有维生素和矿物质,是营养均衡的健康食粮,是补充营养素的基础食物。

第四节　科学选择保健品

人们生活水平提高后,老年人对提高健康生活质量的诉求更加强烈,难免会存在花钱买健康的心理。另外,很多年轻人也都很有孝心,以期通过一些保健品来帮助老年人对抗自然的衰老,或治疗疾病。

一、什么是保健食品

按照 2016 年 7 月 1 日颁布实施的《保健食品注册与备案管理办法》,保健食品被严格定义,是指具有特定保健功能或者以补充维生素、矿物质为目的的食品,即适宜于特定人群食用,具有调节机体功能,不以治疗疾病为目的,并且对人体不产生任何急性、亚急性或者慢性危害的食品。

保健食品的三大特点:一是属于食品,但不是普通食品,实质就是具有功能性的特定种类食品,其必须符合我国食品卫生法规定的"食品应当无毒无害,符合应有的营养要求.具有相应的色、香、味等性状"。二是有适宜人群的保健食品,通常是为"特定人群"而研制,针对需要调整某方面的机体功能,同时,在标签上也需要有不适宜使用人群的说明。三是保健食品的本质只是食品,不以治疗为目的,不能代替人类赖以治疗疾病的药物。

二、怎么识别保健品

正规保健品外包装盒上有标出天蓝色形如"蓝帽子"的保健食品专用标志,俗称"蓝帽子标志"。如图6-2所示。同时,下方必须标注有批准文号,如"国食健字G+4位年代号+4位顺序号",如国食健字G20089999。进口保健食品批准

图6-2　保健食品专用标志

文号是"国食健字+4位年代号+4位顺序号"。

三、保健食品有哪些功能

不同的保健食品由于产品原料和所含成分功能不同,各有其针对适宜人群的保健功能。2016年国家食品药品监督管理总局列出保健食品的申报功能为27项:①增强免疫力;②辅助降血脂;③辅助降血糖;④抗氧化;⑤辅助改善记忆;⑥缓解视疲劳;⑦促进

排铅;⑧清咽;⑨辅助降血压;⑩改善睡眠;⑪促进泌乳;⑫缓解体力疲劳;⑬提高缺氧耐受力;⑭对辐射危害有辅助保护功能;⑮减肥;⑯改善生长发育;⑰增加骨密度;⑱改善营养性贫血;⑲对化学性肝损伤的辅助保护作用;⑳祛痤疮;㉑祛黄褐斑;㉒改善皮肤水分;㉓改善皮肤油分;㉔调节肠道菌群;㉕促进消化;㉖通便;㉗对胃黏膜损伤有辅助保护功能。

四、如何选择保健品

我国保健食品市场琳琅满目,价格参差不齐,种类繁多,功能各异,有天然的、人工合成的、有机的、无机的、国产的、进口的等。那么我们老年人该如何理性选择呢?

(1)根据身体需求。选择先到正规医院做一次必要的体检,掌握自己身体的真实情况,由于各种原因导致膳食不能满足营养需求时,可在专业医生指导下,根据自身生理特点和营养需求选择相应的功能保健食品,这样效果较好。

(2)注意正规品牌。一般认为,知名企业、大企业的产品质量相对有所保证。特别是那些通过了 GMP(良好生产制造规范)的产品。

(3)注意特定适宜人群。选购时要仔细阅读产品说明书,看自己是否属于本产品适宜的特定人群,产品标签上注明的不适宜人群也应引起特别注意,以免适得其反。

(4)购买正规产品。注意批准文号和我国生产保健食品专用标志。特别需要注意的是,基于中国传统文化特色,我国可以使用的保健品还包括药食同源的原料和中草药及其提取和合成物,而且大多数以类似药物的形式出现,如丸、散、膏、丹、片剂、口服液等,因成分复杂,制作工艺繁琐,市场混杂,且部分保健食品安全性有待进一步科学验证,因此必须慎重选择。

（5）不盲目轻信广告。部分企业为追求销售效益,不惜重金,虚假宣传误导老年人,我们不能轻信那些夸大其词的广告。2018年12月20日,国家市场监管总局关于进一步加强保健食品生产经营企业营销行为管理的公告发布,明确规定,保健食品企业应当真实、合法,不得作虚假或者误导性宣传;不得明示或暗示保健食品具有疾病预防或治疗功能;不得利用国家机关、医疗单位、学术机构、行业组织的名义,或者以专家、医务人员和消费者的名义为产品功效作证明;不得虚构保健食品监制、出品、推荐单位信息。任何时候,我们老年人切记,保健食品不能代替药物的治疗措施。

五、老年人使用保健食品时需要注意什么

适合老年人日常保健食品,应该满足的条件有:足够的蛋白质、膳食纤维、维生素、无机盐,低糖、脂肪、胆固醇、钠。为了有效地发挥保健食品的作用,在使用时请遵循以下原则。

（1）正常饮食为主。科学合理地安排饮食是维持人体良好营养水平及身体健康的基础。能做到这一点,大多数人不需要摄入保健食品。当某种原因,如环境、饮食习惯、机体状态和某些条件的限制,出现营养不良、营养过剩、代谢异常等情况（如缺锌、铁、钙、维生素,肥胖,高血压,抵抗力低下等）时,摄入保健品才能起到

一定作用,而这些作用也是建立在营养的基础上,针对某些特定原因所采取的措施。

(2)坚持预防为主。保健食品是针对某些营养问题或为预防某些疾病发生所采取的措施和对策。如为了清除自由基和防癌,可服用葡萄籽提取物,但如果已患癌症,服用这些保健食品是不会有治疗作用得,而只是对癌症患者进行全方位的辅助治疗方法之一。

(3)寻求专家指导。滥用保健食品,不一定给人带来好处,甚至可能会损害健康。需要专业人员根据使用者的生理、心理、经济状况进行指导,在使用的过程中也要进行必要的观察和监测。

(4)因人而异。保健食品是有一定的适宜对象,而不是供全民使用的食物。有的放矢的使用才能发挥积极作用,保健品吃不当可能也会出问题。门诊中碰到过这样的事:有位老人经常吃蜂王浆,因为其中含有激素过多,患上了乳腺癌。有一些体质虚寒的患者还一直吃清凉的西洋参,吃后身体更加虚寒,容易得病。

(5)权衡经济。保健食品一般价格比较昂贵,要根据自己的经济能力量力而行,不要因此影响正常生活质量。有些情况可用简单的食品取代复杂的保健食品,如深海鱼油有预防动脉硬化的作用,可直接食用海鱼来代替,更有益健康。

(6)日积月累。坚持定量、有规律的食用一段时间,保健食品不是药品,大部分从食用到发挥调理功能,都要有一个量变到质变的过程,要耐心坚持,不可随意增减,操之过急。

第七章　老年人的四季养生食谱

天人合一是养生的最高境界,那么在养生中就要顺应天地四时阴阳的变化,故而食物也要有丰富多彩的食材,有四季不同的食谱变化,才能使人体摄取到各种各样的营养,做到吃得放心,吃得养生,最后达到延年益寿。

中医认为世界万物并非是孤立的,而是彼此之间存在着紧密地联系。古人用整体观来认识世界,更创立阴阳、五行理论去解释各种复杂的现象。所以,人们的生理状况会随着四季的更替而发生改变,故中医养生讲究"四时养生",就是按照时令节气的阴阳变化规律,运用相应的养生手段保证健康长寿。

作为自然界的一分子,人类也会受到外界环境气候的影响,从而产生不同的生理或病理反应。如不同季节,身体脉搏会随之改变:春天偏向弦脉,脉管张力增加;夏天偏向洪脉,脉势盛大骤来骤去;秋天偏向浮脉,手指轻按皮肤表面即能清楚触到搏动;冬天偏向沉脉,轻按不明显,要重按才能感到脉动起伏。另外有关疾病的发生、发展及变化都有季节性:春天好发温病;夏天易中暑;秋天有燥证;冬天有冻伤。因此,在不同的季节,我们需要摄取不同的营养来补充身体的需求，做出不同的饮食调整。这种"天人相应、顺应自然"的养生方法，是中国养生学的一大特色。

第一节　春季养生食谱

春三月，从立春到立夏前，包括立春、雨水、惊蛰、春分、清明、谷雨六个节气。春为四时之首，万象更新之始，《素问·四气调神大论》指出"春三月，此谓发陈。天地俱生，万物以荣"，春归大地，阳气升发，冰雪消融，蛰虫苏醒。自然界生机勃发，一派欣欣向荣的景象。所以，春季养生在精神、饮食、起居诸方面，都必须顺应春天阳气升发、万物始生的特点，注意保护阳气，着眼于一个"生"字。

一、省酸增甘，以养脾气

根据中医五行理论，肝在五行属木，与春相应。《素问·藏气法时论》说："肝主春……肝苦急，急食甘以缓之，……肝欲散，急食辛以散之，用辛补之，酸泄之。"酸味入肝，且具收敛之性，不利于阳气的生发和肝气的疏泄，且足以影响脾胃的适化功能，故《摄生消息论》说："当春之时，食味宜减酸增甘，以养脾气。"春时木旺，与肝相应，肝木不及固当用补，然肝木太过则克脾土，故《金匮要略》有"春不食肝"之说。

春天肝的疏泄功能正旺，而酸本身具有收敛收涩作用，如果摄入过多的酸味食品，很容易抑制肝气的升发。春季宜吃甘味食物，以健脾胃之气，如大枣。性味平和，可以滋养血脉，强健脾胃，既可生吃,也可做红枣粥、枣糕、枣米饭等。所以,春季饮食养生,要少吃酸味,多吃甘味的食物以滋养肝脾两脏,对防病保健大有好处。性温味甘的食物首选谷类,如糯米、黑米、高粱、黍米、燕麦;蔬果类,如刀豆、南瓜、扁豆、大枣、桂圆、核桃、栗子;鱼肉类,如牛肉、猪肚、鲫鱼、花鲤、鲈鱼等。人体从这些食物中可以吸取各种营养,既可养肝,也能健脾,一举两得。山药也是春季饮食佳品,有健脾益气、滋阴养肺、补肾固精的作用。山药做法较多,比如可做拔丝山药、一品山药、水晶山药球等甜味菜品,又可做山药泥、山药蛋糕、山药红枣豆沙包等风味小吃,还可做山药薏米粥、山药红枣枸杞粥等。

二、清淡消春火

中医认为,春季肝气升发,阳气始生,人体易受外邪的干扰,从而引发各种热证,出现舌苔发黄、口苦咽干等情况,因此,春季饮食宜清淡,忌油腻、生冷、辛辣和刺激性食物。有明显上火症状的可吃些清淡食物,也可用清热消毒中药来消春火,如金银花茶、菊花茶等。

三、辛甘助春阳

春季阳气初生,宜食辛甘发散之品,扶助阳气,如:韭菜、大蒜、洋葱、魔芋、大头菜、荠菜、生姜、葱、香菜等,这类蔬菜均性温味辛,既可疏散风寒,又能杀菌。

四、黄绿蔬菜防春困

春天乍暖还寒,血管、体表、内脏突然要由冷天环境下的收缩状态进入到热天环境下的扩张状态,体表血管的膨胀让血液扩充到体表,影响了脑部的供血能力。当脑部缺血,人就会感到头昏脑胀,四肢无力,做什么都打不起精神来。这就是"春困"的由来,所以要多吃红黄色和深绿色的蔬菜,如胡萝卜、南瓜、番茄、青椒、芹菜等,对恢复精力、清醒头脑很有益处。

冬季过后,人们经常会有维生素、无机盐、微量元素摄取不足的情况,如春季多发的口腔炎、口角炎等,这些疾病常是因为新鲜蔬菜吃得少而造成的营养失调。因此,春季应多食用当地和当季的新鲜蔬菜,或野菜。尤其是野菜,生长在郊外,污染少,且吃法简单,可凉拌、清炒、煮汤、做馅,营养丰富,保健功能显著,如荠菜、蒲公英、马齿苋、榆钱、竹笋等。现在生活方便,很多地区均能吃到新鲜蔬菜,如菠菜、香椿、茭白、四季豆、油菜、芹菜等均是春季上好的蔬菜之选。春季做汤,应以胡萝卜、白萝卜、海带、冬瓜、番茄、春笋为主料,配以鸡肝、猪肝、瘦肉丝等,汤以清淡、味鲜为宜。

总之,春季养生的饮食以平补为原则,重在养肝补脾,饮食宜清淡、温热。

第二节　夏季养生食谱

夏三月，从立夏到立秋前，包括立夏、小满、芒种、夏至、小暑、大暑六个节气。夏季烈日炎炎，雨水充沛，万物竞长，日新月异。阳极阴生，万物成实。正如《素问·四气调神大论》所说："夏三月，此谓蕃秀；天地气交，万物华实。"人在气交之中，故亦应之。所以，夏季养生要顺应夏季阳盛于外的特点，注意养护阳气，着眼于一个"长"字。

一、苦味养心安神

五行学说认为夏时心火当令，在五脏上与心相应。夏日炎炎，人体血液流动加快，心脏负荷加重，且夏天易使人感到烦躁不安，心火亢奋，所以夏天要"养心"。这里的"心"，不仅有现代医学中的心血管循环系统，还包括中枢神经系统、精神情志变化等。中医养生认为夏季养心首要静心，其次要学会"戒燥戒怒"，乘凉避暑，保证睡眠，当然也要注意饮食养生。

夏季酷暑炎热，湿气较重，吃苦味食物，既能祛暑湿健脾胃，又能增进食欲。中医认为苦寒食品能清热燥湿，清除体内多余的湿热之气。苦味食物中所含的生物碱具有清热消暑、促进血液循环、舒张血管等药理作用。味苦之物亦能助心气而制肺气。故孙思邈主张："夏七十二日，省苦增辛，以养肺气。"且心火过旺则克肺金，故《金匮要略》有"夏不食心"之说。

夏季适宜食用的食物有:谷类食物中的粟米(小米)、小麦、大麦、荞麦、薏苡仁、绿豆。果类食物中的莲子芯、百合、柿子、柚子、香蕉、洋桃、无花果、猕猴桃、甘蔗、西瓜、甜瓜(香瓜)。蔬菜类食物中的慈姑、马齿苋、空心菜、木耳菜、莼菜、蕺菜、竹笋、海带、紫菜、海藻、草菇、苦瓜、荸荠。肉类食物中的鸭肉、鸡肉、牡蛎肉、蜗牛、田螺、蚌肉、乌鱼、章鱼。还可以吃一些清凉的食品,如莲子粥、百合粥、绿豆汤、赤豆汤、荷叶粥等。尤其是三伏天多吃苦瓜、苦菜,或者饮用一些啤酒、茶水、咖啡、可可等饮料,不但能清除人内心的烦恼,提神醒脑、下火消暑、清热解毒、促进食欲,而且可以增进食欲、健脾益胃、祛湿利水。

夏季饮食要少吃高脂厚味,多吃豆制品、鸡肉、瘦肉等,但饮食应清淡,适量减少主食,少吃油腻食物以减轻胃肠的负担。

二、酸味生津止渴

夏季天气炎热,人体的新陈代谢加快,体内的水分流失也加快,人体经常处于缺水状态,此时人们对于热食和油腻性食物毫无兴趣,故应用酸味食物来提升味觉,刺激食欲。不仅如此,酸味食物还有祛湿解腻、生津敛汗、养阴益气的功能,还可以预防流汗过多引起的缺水状态。

夏季出汗多,则盐分损失亦多。若心肌缺盐,搏动就会失常。宜多食酸味以固表,多食咸味以补心。《素问·藏气法时论》说:"心主夏……心苦缓,急食酸以收之","心欲软,急食咸以软之,用咸补之,甘泻之"。

适宜夏季食用的食物有:各类禽兽肉类、鸡蛋、奶酪、各种谷面食类、饼干、花生、西红柿、柠檬、酸菜、山楂、醋、酸奶等;在做菜的时候适当加一些食醋不仅有利于杀菌,还能促进消化,促进夏日营养物质的吸收。

三、谨防苦寒伤胃

阴阳学说则认为,夏月伏阴在内,饮食不可过寒,如《颐身集》指出:"夏季心旺肾衰,虽大热不宜吃冷淘冰雪、蜜水、凉粉、冷粥。饱腹受寒,必起霍乱。"心主表,肾主里,心旺肾衰,即外热内寒之意,唯其外热内寒,故冷食不宜多吃,少则犹可,食多定会寒伤脾胃,令人吐泻。西瓜、绿豆汤、乌梅小豆汤,为解渴消暑之佳品,但不宜冰镇。

四、甜味健脾除湿

中医认为甘味入脾,适当吃点甘甜口感的食物可补益脾胃。代表性的甘味食物有山药,味甘性平,归脾经、肺经、肾经,健脾止泻,宜用熟山药,可以用山药加排骨、蔬菜煮成汤;大枣,性味甘平,可补中益气、安中养脾、养血安神,可以煮粥食用,或切碎晾干泡水代茶饮。葡萄,性平味甘酸,具有补气血、强筋骨、益肝阴、利尿、舒筋活血、暖胃健脾、除烦解渴等作用。现代医学则认为,其主要成分是葡萄糖,容易被人体直接吸收,所以非常适合于脾胃虚弱和孕妇食用。香蕉,味甘性寒,它的功效有生津止渴、润肺滑肠、清热,可以润肠通便、降血压,但不能多吃,易胀气。需注意的是扭伤、糖尿病及肥胖的朋友不适合吃香蕉。甘蔗，味甘性平，有止渴生津、消炎止咳、清肺热等功效，胃肠不好或病后体虚的人可食用，可用甘蔗榨汁加少许生姜汁食用。

总的说来，夏季气候炎热，人体的消化功能较弱，饮食宜清淡不宜肥甘厚味，但可食用清蒸、凉拌方法做成的瘦肉、鱼肉、蛋类、豆制品等，不要拒绝荤腥，多食清热消暑、健脾胃的食物。夏季致病微生物极易繁殖，食物极易腐败、变质。肠道疾病多有发生。因此，讲究饮食卫生，谨防"病从口入"。

第三节　秋季养生食谱

秋季，从立秋至立冬前，包括立秋、处暑、白露、秋分、寒露、霜降六个节气。气候由热转寒，是阳气渐收，阴气渐长，由阳盛转变为阴盛的关键时期，是万物成熟收获的季节，人体阴阳的代谢也开始向阳消阴长过渡。因此，秋季养生，凡精神情志、饮食起居、运动锻炼，皆以养收为原则。

一、入秋先滋阴

秋季雨水减少，天气干燥，昼热夜凉，燥邪当令，容易伤肺伤胃。加之这时气候干燥，容易引起身体器官的燥邪上火，所以养生的重点是养阴防燥，润肺益胃。

秋季人体精气开始封藏，进食补品容易吸收藏纳，有助于增强身体素质。因此，秋季是最佳的进补季节。秋季应当注意润补，即养阴生津润肺。采取平补、润补相结合的方法，以达到养阴润肺的目的。在此期间可适当多吃鸭肉、乌鸡、鸡肉、牛肉、猪肺、大枣、雪梨、柚子、枇杷、白萝卜、白菜、莲子、蜂蜜、山药、桂圆、薏米、西兰花，各种豆类等，可以做成冰糖炖雪梨、百合粥、百合银耳汤、银耳红枣汤等食疗方。

二、多吃生津润燥食物

秋季的主气是燥，燥为阳邪，最易耗伤津液，燥邪每从口鼻侵入肺部，耗伤肺阴，引起肺燥，出现口干、唇裂、鼻塞、咽痛，阵发性干咳等症状。在秋季养生中，《素问·藏气法时论》说："肺主秋……肺欲收，急食酸以收之，用酸补之，辛泻之。"酸味收敛补肺，辛味发散泻肺，秋天宜收不宜散。所以，要尽可能少食葱、姜等辛味之品，适当多食一点酸味果蔬。秋时肺金当令，肺金太旺则克肝木，故《金匮要略》又有"秋不食肺"之说。

中医养生认为，秋气燥，宜以润其燥。我们一定要多喝开水、淡茶、果汁饮料、豆浆、牛奶等流质，这样可以有效地养阴润燥，弥补损失的阴津。新鲜的蔬菜水果一定要多吃。绝大多数蔬菜、水果性质寒凉，具有生津润燥、清热通便的作用。秋季时节可适当食用糯米、大米、番茄、柚子、百合、芝麻、枸杞、蜂蜜、梨、葡萄、枇杷、乳制品等。

三、秋季润肺为要

秋季应注意食疗以润肺为主。莲子、蜂蜜、芡实、鱼鳔等有滋阴润肺的作用，冰糖银耳汤、雪梨膏、百合莲子汤、山药莲子汤、芡实山药羹等也有滋阴润肺作用。《饮膳正要》说："秋气燥，宜食麻以润其燥，禁寒饮"，《臞仙神隐书》主张入秋宜食生地粥，以滋阴润燥。因此，适当用些润燥的中药，如沙参、玉竹、怀山药、百合、生地、芦根等，也可以促进呼吸道和胃肠道的腺体分泌，有效避免秋燥。秋季防肺燥可多吃白色食物，像白萝卜、白菜、菜花、银耳、甘蔗、杏仁、山药、茯苓、白芝麻、百合、白芍等。必要时，这些药物（生地除外）还可以与鱼、鸭一起煲汤食用。老年人或者身体虚弱的患者，也可以用一些西洋参炖服，达到益气养阴的作用。

总之，秋季时节，可适当食用如芝麻、糯米、粳米、蜂蜜、枇杷、乳品等柔润食物，以益胃生津，有益健康。

第四节　冬季养生食谱

冬三月，从立冬至立春前，包括立冬、小雪、大雪、冬至、小寒、大寒六个节气，是一年中气候最寒冷的季节。严寒凝野，朔风凛冽，阳气潜藏，阴气盛极，草木凋零，蛰虫伏藏，用冬眠状态养精蓄锐，为来春生机勃发做好准备，人体的阴阳消长代谢也处于相对缓慢的水平，成形胜于化气。因此，冬季养生之道，应着眼于一个"藏"字。

一、养肾为先

肾是人体生命的原动力,是人体的"先天之本"。冬季,人体阳气内敛,人体的生理活动也有所收敛。此时,肾既要为维持冬季热量支出准备足够的能量,又要为来年贮存一定的能量,所以,此时养肾至关重要。饮食上要时刻关注肾的调养,注意热量的补充,要多吃些动物性食品和豆类,补充维生素和无机盐。狗肉、羊肉、鸭肉、大豆、核桃、栗子、木耳、芝麻、红薯、萝卜等均是冬季适宜食物。

二、增苦少咸

《素问·藏气法时论》说,"肾主冬……肾欲坚,急食苦以坚之,用苦补之,咸泻之"。因此,冬天肾的功能偏旺,如果再多吃一些咸味食品,肾气会更旺,从而极大地伤害心脏,使心脏力量减弱,影响人体健康。是故冬天要少食用咸味食品,以防肾水过旺;多吃些苦味食物,以补益心脏,增强肾脏功能,常用食物有:橘子、猪肝、羊肝、大头菜、莴苣等。

三、养阳抗寒,滋阴防燥

冬季饮食对正常人来说,应当遵循"秋冬养阴""无扰乎阳"的原则,既不宜生冷,也不宜燥热,最宜食用滋阴潜阳,热量较高的膳食为宜。特别是老年人,更应摄入充足的蛋白质,其供给量以占总热量的 15%～17% 为好。且供给的蛋白质应以优质蛋白质为主。畜禽类如黄牛肉、羊肉、狗肉、猪肚、鸡肉;水产类如带鱼、鲳鱼、鲈鱼、刀鱼、鲫鱼、草鱼、鲢鱼、黄鳝、河虾、海虾、淡菜、海参等;蔬果类如韭菜、紫苏、青椒、芥菜、甘蓝、辣椒、洋葱、南瓜、荔枝、桃子、龙眼等。这些食物中富含蛋白质与脂肪,产热量多,对于素体虚寒、阳气不足者尤为有益,可增加人体的耐寒和抗病能力。

同时还应以保阴潜阳为原则,为使"阴平阳秘",防止上火,冬季宜配食鸭、鹅、藕、黑木耳等护阴之品,尤其是一些体弱多病、精气亏损的老年人,这样做以求阴阳平衡。

另外,每天应补充水果蔬菜,多吃大白菜、萝卜、柚子、苹果、梨等生津类食物,就可以防止冬季天气干燥所致的口干、咽干,又有润肺止咳的功效。

四、补充维生素

为避免维生素缺乏,可适当吃些薯类补充维生素,如甘薯、马铃薯等。它们均富含维生素 C、维生素 B、维生素 A,红心甘薯还含较多的胡萝卜素,有清内热的作用。芝麻、花生,富含维生素 E 和多种营养,可以帮助维生素 B 的吸收,加强人体对抗寒冷的能力。维生素 E 还有扩张血管的作用,可以加强肢体末梢的血液循环。还可多吃新鲜蔬菜,并经常调换品种,合理搭配,补充人体所需要的维生素。

五、进补好时节

由于冬季重于养"藏",放在此时进补是最好的时机。俗语说,"药补不如食补"。食补在冬季调养中尤为重要。冬季气温过低,人体为了保持一定的热量,就必须增加体内糖、脂肪和蛋白质的分解,以产生更多的能量,适应机体的需要,所以必须多吃富含糖、脂肪、蛋白质和维生素的食物。同时,寒冷也影响人体的泌尿系统,排尿增加,随尿排出的钠、钾、钙等无机盐也较多,因此应多吃含钾、钠、钙等无机盐的食物。多吃蔬菜,适当增加动物内脏、瘦肉类、鱼类、蛋类等食品,有条件的还可多吃鸡、甲鱼、龟、羊肉、桂圆、荔枝、胡桃肉、木耳等食品,这些食品不但味道鲜美,而且富含蛋白质、脂肪、碳水化合物及钙、磷、铁等多种营养成分,不仅能补充因冬季寒冷而消耗的热量,还能益气养血补虚,对身体虚弱的人尤为适宜。其他还有药酒、药粥等,均可根据各自的体质情况选用。

总之,冬季食补以温热补益,养阳滋阴为主。

第八章 老年人常见病症的营养 与饮食调理

营养对于疾病的发生、发展和转归都有非常密切的关系，比如现在多发的高血糖、高血脂等。营养素摄入过多或不足均会导致营养失调，及时补充营养素可以治疗营养缺乏症，控制或减少营养素供给可以治疗营养过剩及其引起的危害。在治疗由其他原因引起的疾病过程中，需要合理的营养才能达到满意的效果。例如，维生素 C 缺乏会引起维生素 A 缺乏症，补充维生素 C 及摄入新鲜蔬菜和水果可以起到防治效果，摄入过量的维生素 D 则可引起中毒；糖尿病及单纯性肥胖症患者应控制总热量；心血管疾病患者应限制脂肪和胆固醇；晚期肿瘤患者经营养治疗后才能够进行放疗或化疗等。

营养学的目的是保持健康和预防疾病。营养治疗是疾病综合治疗的重要组成部分。老年人常见慢性疾病包括肥胖、糖尿病、高脂血症、骨质疏松症、肿瘤等，本章从以上几个方面阐述老年人常见慢性疾病的饮食调理。

第一节　肥胖症的饮食调理

一、肥胖症的概念

肥胖症是体内脂肪储存过多,表现为脂肪细胞体积增大或数量增加,使体内脂肪堆积过多和分布异常,体重超过标准体重20%以上的病理状态,称为肥胖症。分为单纯性肥胖症和继发性肥胖症。单纯性肥胖症受遗传和环境因素共同影响,通常与2型糖尿病、高脂血症、高血压、缺血性心脏病等疾病同时存在,是一种慢性的代谢异常疾病。继发性肥胖症是某些疾病(下丘脑-垂体炎症、甲状腺功能减退等)的临床表现之一。

随着人们生活水平的提高,体力劳动减少,肥胖症有快速增长的趋势,是威胁全球和我国居民健康的严重公共卫生问题,是多种慢性病的主要危险因素。世界范围内,约40%的成年人超重或肥胖,且逐年增加。当前,我国多于50%的成年人超重或肥胖,老年肥胖症患病率逐年快速上升。俗话说,"腰带长寿命短,一胖百病缠"。肥胖症对人体健康的危害十分严重,造成人们生活质量降低,并发症较多且严重,必须引起人们的重视。

二、肥胖症的诊断方法及标准

(一)标准体重

通过身高得到相应的理想体重。计算标准体重的公式:

标准体重(kg)= 身高(cm)-105

标准体重与实测体重的距离在±10%以内属正常范围,超出这个范围,称为异常体重。

超过标准体重20%以内者为超重,超过标准体重20%以上者为肥胖,肥胖分轻中重度肥胖;超过30%为轻度肥胖;超过50%为中度肥胖;50%以上为重度肥胖。低于标准体重10%者为偏瘦,低于20%者为消瘦。

(二) 体重指数(BMI)

也是较常用的体重测量指标,公式如下:

体重指数(BMI)= 体重(kg)/身高(m²)

体重指数单位:kg/m², 18.5~22.9 kg/m² 为正常体重;23.0~24.9 kg/m² 为肥胖前期;25~27.9 kg/m² 为超重;超过28 kg/m² 不分性别均认定为肥胖。BMI 在 30~34.9 kg/m² 为轻度肥胖;35~39.9 kg/m² 为中度肥胖;>40 kg/m² 为重度肥胖。

(三) 腰臀比例

这是一种快速、简便评价健康风险的方法。健康风险评估准确性要高于 BMI,腰围尺寸大,表明脂肪存在于腹部,是危险较大的信号。

测定腰围(肚脐以上 1 cm 的水平面上),测定臀围(臀部最丰满的部位):腰围值除于臀围值既是腰臀比例。理想值小于 0.75,值越高,患肥胖相关疾病风险越高,女性高于 0.85 或者腰围大于88 cm,男性腰围大于 102 cm,说明腹部脂肪已经很多,胰岛素抵抗明显存在,患与肥胖相关疾病风险增加,要提高警惕。

三、肥胖症的危害

流行病学调查发现,肥胖与死亡率有明显关系。BMI 在 $22 \sim$ $25 \ kg/m^2$ 的,死亡率最低;低于或者高于这个范围,死亡率开始增加;BMI 大于 $30 \ kg/m^2$,死亡率明显增加;BMI 接近 $40 \ kg/m^2$ 死亡率达到顶峰。中国预防医学科学院调查,儿童超重或肥胖问题更加突出。

脂肪堆积于皮下,形成肉眼可见的肥胖,若血管内脂肪增多,血液黏度增加、血管内膜脂肪沉积,会出现动脉粥样硬化,动脉阻力增加,从而引起高血压。而高血压能引起心、脑、肾及血管病变而致死、致残。肥胖症患者脂肪组织增多,耗氧量增大,使心脏负担加重,人更容易患心脏病和心梗。肥胖会增加内分泌系统疾病的发生率,往往会伴发 2 型糖尿病。由于肥胖造成呼吸系统的脂肪增多,还会影响肺功能下降,腹部脂肪堆积,横膈抬高,胸腔压力增高,肺的呼吸功能被抑制,容易引起缺氧。以上原因再加上颈部脂肪增加,压迫气道,睡眠时可发生睡眠呼吸暂停综合征。由于肥胖,膝关节承重增加,脊柱长期负荷过重,可发生增生性脊椎骨关节炎,表现为腰痛及腿痛,人体活动受到限制,影响生活,某些癌症的发病也因肥胖而增加。老年肥胖症的并发症多且严重,严重威胁老年人健康,必须引起人们重视。

肥胖症是医学问题,有越来越多的人死于与肥胖相关疾病;肥胖又是社会问题,除体态臃肿,人们活动能力和思维能力也会下降;防治与肥胖相关的疾病,经济支出较大,对家庭或者社会都是一种负担。

四、肥胖症的防治

肥胖症严重威胁人类的健康,应积极防治。而防治的方法要依据肥胖的类型和不同发病原因采取相应的对策。继发性肥胖由疾病引起,应先治愈原发性疾病,才能消除肥胖。单纯性肥胖与遗传因素、环境因素及个人行为因素有关,突出特点是因为热能摄入过多,消耗过少,通过增加能量消耗和减少能量摄入可以达到减肥的目的。肥胖本身是一种慢性病,由于长期生活方式不健康引起,营养调理需要持之以恒,长期坚持,不可急于求成。肥胖的预防比治疗更有意义,防治肥胖症需要从饮食和运动两个方面同时进行。

(一) 饮食疗法

多吃不是问题,关键能消耗多少。体重是衡量这二者关系的指标:摄入热量等于消耗热量,体重保持稳定;摄入热量大于消耗热量,体重增长;反之,体重下降。所以,无论哪种减肥餐,都要做到因人而异,吃动平衡。

按照我国居民膳食结构特点,简便易行的方法是禁甜食和适当减少主食。需要注意的是,减轻体重切忌操之过急,须缓慢而有计划地进行。每周减重不宜超过 1 kg,不可为了追求减肥的速度而过分限制进食,因饥饿而减的体重更容易出现反弹,在减重过程中还会出现副作用,影响正常生活和工作,还会危害身体健康。合理做法如下。

1. 限制碳水化合物的摄入

碳水化合物消化吸收快,易造成饥饿、食欲增加,又会影响蛋白质的摄入,因此膳食中碳水化合物比例高不利于减肥,但过低易产生酮症。一般碳水化合物供能以占总能量40%～55%为宜。此外,应严格限制精制糖(如甜糕点)的摄入和睡前摄入碳水化合物。

2. 控制脂肪的摄入

肥胖者往往伴随血脂高、胆固醇高,饮食中控制肉、蛋、全脂乳等动物性脂肪为主的食物,烹调用油每天10～20 g/d,食物宜用蒸、煮、炖、拌、卤的方法制作,控制油的使用量。在限制饱和脂肪酸摄入量的同时,适当提高不饱和脂肪酸比例,以便脂溶性维生素的吸收。胃内缺乏脂肪酶,消化脂肪的能力也有限,所以脂肪在胃内停留时间长,不易有饥饿感,可以减少碳水化合物的摄入。

3. 足量蛋白质的供应

低碳水化合物和低脂肪饮食,蛋白质供应量要提高。蛋白质是构成和修复人体组织的重要原料,参与调节生理功能,所以减肥期间要保证膳食中有足够的蛋白质。由于总的供能食物摄入量下降,蛋白质的比例可适当提高,每日每千克体重供给量应达到或大于1 g/kg。

4. 充足的维生素、矿物质和纤维素摄入

通过调整宏量营养素减少能量摄入,其他营养素的供给要充足,且比例均衡。维生素、矿物质对于调节机体生理机能非常重要,一些维生素和矿物质可促进脂肪的氧化分解,降低血清胆固醇和甘油三酯浓度,有利于燃脂减重。纤维素属于人体需要的第七种营养素,虽不参与细胞构成,但可以增加饱腹感,减少产热营养素的摄入;纤维素还可促进代谢废物的排出,达到减肥的目的。所以在减肥期间需保证蔬菜、水果的摄入量。

5. 限制食盐的摄入量

食盐能刺激食欲并引起口渴,并使水分在体内潴留而增加体重,不利于减肥,高盐的摄入还会引起血压升高。应限制食盐的摄入量,每天不超过 6 g。

（二）运动疗法

运动是增加能量消耗的重要方式,有利于燃脂,还可达到提高体力、增加肌肉组织对胰岛素的敏感性,维持血管弹性,增进健康的目的。老年人在减肥过程中可采取运动量较为温和的运动,如快步走、骑自行车、登山等。

运动可促进肾上腺素、去甲肾上腺素的分泌,可提高脂蛋白酯酶活性,促进脂肪的分解、利用,同时抑制了脂肪酸再合成脂肪。要达到燃脂效果,需进行较长时间的中等强度运动。因为短时间的运动消耗是糖类提供的能量,只有长时间的运动才能消耗脂肪,每次运动量达 30 分钟以上,为了避免劳累,可以一天分多次运动。

运动能增加血液内葡萄糖的利用率,防止多余的葡萄糖转化成脂肪,脂肪的形成减少。体内脂肪减少,沉积在肝脏、心脏、血管等器官的脂肪也随之减少,对于预防心脑血管疾病具有重要作用。

运动可降低血胰岛素水平,提高肌肉组织对血糖的利用,增加肌肉组织对胰岛素的敏感性,从而逆转胰岛素抵抗。因此,运动对合并有外周组织对胰岛素有抵抗或高胰岛素血症的肥胖者具有更特殊意义。

运动可以提高血中高密度脂蛋白含量,降低血甘油三酯及低密度脂蛋白,对防止动脉粥样硬化及心、脑血管病变有重要意义。中等强度的运动可加强心脏收缩力,胸廓及膈肌的活动度也有所增加,增加肺活量,改善心肺功能。

（三）食物选择

宜选用食物:各种鱼虾、鸡胸肉、兔肉、牛肉、豆制品、蛋类,不吃肥肉,不吃鸡鸭皮,因皮下脂肪很多,少吃猪羊肉。蔬菜和水果可以多选用,尽量不选择含淀粉多的蔬菜,如土豆、南瓜、莲菜等;水果可以选择柑橘类,含糖量低,纤维素含量丰富。食品加工方法尽量选择水煮、凉拌,禁糖少油。控制总量,少食多餐,晚上8点后不再进食。饮食调理重在持之以恒,如果三天打鱼、两天晒网,并不能得到想要的结果(详见表8-1至表8-4)。

表8-1 均衡营养控制体重食物(30种低热量菜)

名称	热量	名称	热量	名称	热量
冬瓜	11	小白菜	15	白萝卜	20
油菜	11	黄瓜	15	空心菜	20
海带	12	大白菜	17	茼蒿	21
小番茄	13	绿豆芽	18	木耳	21
生菜	13	大番茄	19	甜椒	22
豆浆	14	苦瓜	19	南瓜	22

续　表

名称	热量	名称	热量	名称	热量
芥菜	14	香菇	19	辣椒	23
芹菜	14	茄子	19	菜花	24
莴笋	14	胡萝卜	19	菠菜	24
葫芦	15	竹笋	19	四季豆	28

食物名称,数字表示 100 g 食物含热量(kcal)。

表 8-2　10 种消脂水果(餐前吃)

名称	热量	名称	热量	名称	热量
柠檬	24	青木瓜	27	葡萄柚	28
柚子	41	番石榴	41	葡萄	43
梨	44	鲜橙	47	苹果	52
猕猴桃	56				

食物名称,数字表示 100 g 食物含热量(kcal)。

表 8-3　10 种高膳食纤维食物

名称	热量	名称	热量	名称	热量
海苔	46.4	干香菇	20.8	玉米	18.2
大豆	15.5	燕麦	13.2	海带	11.3
四季豆	4.7	空心菜	4	芥蓝	3.9
西兰花	3.7				

食物名称,数字表示 100 g 食物含热量(kcal)。

表 8-4　10 种均衡营养代餐(主食)食物

名称	热量	名称	热量	名称	热量
豆浆	14	南瓜	22	山药	56
藕	70	土豆	76	芋头	79
香蕉	91	红薯	99	玉米	106
白皮鸡蛋	138				

食物名称,数字表示 100 g 食物含热量(kcal)。

第二节　糖尿病的营养与饮食调理

随着我国经济的高速发展、人民生活方式的现代化、人口的老龄化和肥胖率的上升,我国糖尿病患病率也呈快速增长趋势:如今成年人糖尿病患病率达 9.7% ,糖尿病前期的比例更高达 15.5%。更为严重的是我国约有 60%的糖尿病患者未被诊断,而已接受治疗者,糖尿病的控制状况也很不理想。

一、糖尿病的基本知识

糖尿病(DM)是一组由多病因引起的以慢性高血糖为特征的代谢性疾病,是由于胰岛素分泌不足和(或)作用缺陷所引起。长期碳水化合物以及脂肪、蛋白质代谢紊乱可引起多系统损害,导致眼、肾、神经、心脏、血管等组织器官慢性进行性病变、功能减退及衰竭;病情严重或应激时可发生急性严重代谢紊乱,如糖尿病酮症酸中毒(DKA)、高渗高血糖综合征等。

糖尿病的分型是依据对糖尿病的临床表现、病理生理及病因的认识而建立的综合分型,随着对糖尿病本质认识的进步和深化而逐渐丰富。目前国际上通用世界卫生组织(WHO)糖尿病专家委员会提出的分型标准。

(1)1 型糖尿病(T1DM):胰岛 B 细胞破坏,常导致胰岛素绝对缺乏。

(2)2 型糖尿病(T2DM):从以胰岛素抵抗为主伴胰岛素进行性分泌不足到以胰岛素进行性分泌不足为主伴胰岛素抵抗;糖尿病患者中 T2DM 最多见,占 90%~95%。

(3)其他特殊类型糖尿病;糖尿病合并妊娠。

(一)糖尿病的病因

1. 遗传因素

家族史。1 型糖尿病有一定的家族聚集性。

2. 环境因素

1 型糖尿病发生常与某些感染有关。

进食过多,体力活动减少导致的肥胖是 2 型糖尿病最主要的环境因素,使具有 2 型糖尿病遗传易感性的个体容易发病。

(二)糖尿病的表现

糖尿病的症状可分为两大类:一是与代谢紊乱有关的表现,尤其是与高血糖有关的"三多一少",多见于 1 型糖尿病,2 型糖尿病不十分明显或仅有部分表现;二是各种急性、慢性并发症的表现。

1. 多尿

是由于血糖过高,形成渗透性利尿。血糖越高,尿糖排泄越多,尿量越多,24小时尿量可达5000~10 000 mL。但老年人和有肾脏疾病者,肾糖阈增高,尿糖排泄障碍,在血糖轻中度增高时,多尿可不明显。

2. 多饮

主要由于高血糖使血浆渗透压明显增高,加之多尿,水分丢失过多,发生细胞内脱水,加重高血糖,使血浆渗透压进一步明显升高,刺激口渴中枢,导致口渴而多饮。多饮进一步加重多尿。

3. 多食

主要是葡萄糖利用率(进出组织细胞前后动静脉血中葡萄糖浓度差)降低所致。正常人空腹时动静脉血中葡萄糖浓度差缩小,刺激摄食中枢,产生饥饿感;摄食后血糖升高,动静脉血中浓度差加大(大于0.829 mmol/L),摄食中枢受抑制,饱腹中枢兴奋,摄食要求消失。而糖尿病患者由于胰岛素的绝对或相对缺乏或组织对胰岛素不敏感,组织摄取利用葡萄糖能力下降,虽然血糖处于高水平,但动静脉血中葡萄糖的浓度差很小,组织细胞实际上处于"饥饿状态",从而刺激摄食中枢,引起饥饿、多食;另外机体不能充分利用葡萄糖,大量葡萄糖从尿中排泄,因此机体实际上处于半饥饿状态,能量缺乏亦引起食欲亢进。

4. 体重下降

主要是由于胰岛素绝对或相对缺乏或胰岛素抵抗,机体不能充分利用葡萄糖产生能量,致脂肪和蛋白质分解加强,消耗过多,呈负氮平衡,体重逐渐下降,乃至出现消瘦。一旦糖尿病经合理的治疗获得良好控制后,体重下降则可控制,甚至有所回升。如糖尿病患者在治疗过程中体重持续下降或明显消瘦,提示可能代谢控制不佳或合并其他慢性消耗性疾病。

5. 疲乏无力、肥胖

由于葡萄糖不能被完全氧化,即人体不能充分利用葡萄糖和有效地释放出能量,同时组织失水,电解质失衡及负氮平衡等,因而感到全身乏力,精神萎靡。2 型糖尿病发病前常有肥胖,若得不到及时诊断,体重会逐渐下降。

6. 视力下降

早期一般多属功能性改变,一旦血糖获得良好控制,视力可较快恢复正常。

7. 并发症

糖尿病并发症众多,糖尿病酮症酸中毒、高渗性非酮症性糖尿病昏迷、糖尿病乳酸性酸中毒、糖尿病皮肤感染、糖尿病足、糖尿病与高血压、糖尿病肾病、糖尿病性周围神经病、糖尿病性视网膜病变等。

(三) 糖尿病的检查

1. 尿液检查

(1)尿糖。正常人从肾小管滤出的葡萄糖几乎被肾小管完全吸收,一般葡萄糖定性试验不能检出。正常人血糖超过 8.9～10 mmol/L 时即可查出尿糖。老年人及患肾脏疾病者,肾糖阈升高,血糖超过 10 mmol/L,甚至 13.9~16.7 mmol/L 时可以无糖尿。

（2）尿酮。尿酮体测定提供了胰岛素缺乏的指标,警告糖尿病患者即将或可能已存在酮症酸中毒,提示需进一步行血酮体测定和血气分析。

（3）尿白蛋白。尿白蛋白测定可敏感地反映糖尿病肾脏的受损及其程度。

（4）尿 C 肽。测定 C 肽的浓度,同样也可反映胰岛 B 细胞贮备功能。

2. 血液检查

（1）血糖。2 型中轻度病例空腹血糖可正常,餐后常超过 11.1 mmol/L,重症及 1 型病例则显著增高,常在 11.1~22.0 mmol/L 范围内,有时可高达 33.0 mmol/L 以上,但此类病者常伴高渗昏迷及糖尿病酮症而失水严重经治疗后可迅速下降。

（2）血脂。未经妥善控制者或未治患者常伴以高脂血症和高脂蛋白血症。尤以 2 型肥胖患者为多,但有时消瘦的患者亦可发生。

（四）糖尿病的预防

1. 一级预防

一级预防是指针对糖尿病易感个体或整个人群进行的非选择预防,主要指通过改变环境因素和生活方式等,防止或降低糖尿病发生的一切活动。如适当限制能量摄入、避免肥胖、促进体重正常和鼓励进行较多的体力活动等。

2. 二级预防

以 2 型糖尿病的高危人群(主要包括有糖尿病家族史、高血压、高脂血症、40 岁以上肥胖或超重及妊娠糖尿病等)为普查对象,对早期发现的隐性 2 型糖尿病及糖代谢紊乱的人群及时进行早期干预治疗和管理,防止或减少糖尿病并发症的发生,重点是预防或延迟糖尿病前期阶段的人群向 2 型糖尿病进展。干预治疗主要包括行为干预和药物干预两方面。

3. 三级预防

即对已确诊的糖尿病患者,通过各种手段综合治疗以预防或延缓其并发症,主要针对的是慢性并发症的发生发展。

(五) 糖尿病的治疗

糖尿病治疗的主要目的包括:纠正代谢紊乱,消除症状,维护良好的学习、生活和工作能力;预防各种急性或慢性并发症和伴随症的发生,延长寿命,降低病残率和病死率。

糖尿病治疗的原则为:持之以恒、综合管理。糖尿病的治疗不仅包括高血糖的控制,尚需同时针对一些并发症(如高血压、脂质代谢紊乱等)采取综合治疗。糖尿病高血糖的治疗一般包括合理运用糖尿病教育、饮食治疗、运动疗法、药物治疗及自我监测等多种手段,尽可能使糖代谢控制正常或接近正常。①血糖控制良好:空腹血糖<6.0 mmol/L,餐后 2 小时血糖<8.0 mmoL/L,HbA1c<7.0%或 6.5%;②血糖控制较好:空腹血糖 6~8 mmol/L,餐后 2 小时血糖 8~10 mmol/L,HbA1c<9.0%;③超过上述值为血糖控制差。

1. 饮食治疗

适当节制饮食可减轻 B 细胞负担,对于年长、体胖而无症状或少症状的轻型病例,尤其是血浆胰岛素空腹时及餐后不低者,往往为治疗本病的主要疗法。对于重症或脆性型病者,除药物治疗外,更宜严格控制饮食。

2. 运动锻炼

参加适当的文娱活动、体育运动和体力劳动,可促进糖的利用、减轻胰岛负担,为本病有效疗法之一。对 Ⅱ 型肥胖患者,尤宜鼓励运动与适当体力劳动。

二、糖尿病的饮食调理

饮食治疗是各种类型糖尿病治疗的基础,一部分轻型糖尿病患者单用饮食治疗就可控制病情。

(一)糖尿病的饮食原则

1. 总热量

总热量的需要量要根据患者的年龄、性别、身高、体重、体力活动量、病情等综合因素来确定。首先要算出每个人的标准体重,可参照下述公式:标准体重(kg)= 身高(cm)-105 或标准体重(kg)= [身高(cm)-100]×0.9;女性的标准体重应再减去 2 kg。也可根据年龄、性别、身高查表获得。算出标准体重后再依据每个人日常体力活动情况来估算出每千克标准体重热量需要量。

根据标准体重计算出每日所需要热卡量后,还要根据患者的其他情况做相应调整。肥胖者要严格限制总热量和脂肪含量,给予低热量饮食,每天总热量不超过1500 kcal,一般以每月降低0.5~1.0 kg为宜,待接近标准体重时,再按前述方法计算每天总热量。

2. 碳水化合物

碳水化合物每克产热4 kcal,是热量的主要来源,碳水化合物应占饮食总热量的55%~65%,可用如下计算方式:

根据我国人民生活习惯,可进主食(米或面)250~400 g,可作如下初步估计,休息者每天主食200~250 g,轻度体力劳动者250~300 g,中度体力劳动者300~400 g,重体力劳动者400 g以上。

3. 蛋白质

蛋白质每克产热量4 kcal。占总热量的12%~15%。蛋白质的需要量在成人每千克体重约1 g。营养不良,消瘦,有消耗性疾病者宜增加至每千克体重1.5~2.0 g。糖尿病、肾病患者应减少蛋白质摄入量,每千克体重0.8 g,若已有肾功能不全,应摄入高质量蛋白质,摄入量应进一步减至每千克体重0.6 g。

4. 脂肪

脂肪的能量较高,每克产热量9 kcal,约占总热量25%,一般不超过30%,每日每千克体重0.8~1 g。动物脂肪主要含饱和脂肪酸,植物油中含不饱和脂肪酸多。糖尿病患者易患动脉粥样硬化,应以植物油为主,更有利于控制血总胆固醇及低密度脂蛋白胆固醇水平。

(二) 糖尿病的饮食指导

对糖尿病患者而言,合理控制饮食,是治疗糖尿病的关键环节,控制的好坏直接影响病情发展。

1. 制订饮食方案

每个患者情况不同,可请营养师综合膳食结构、患者主观意愿、客观化验结果,初步制订饮食方案。以后每月再做调整。另外,日常应根据就餐情况、体力活动、血糖监测情况、胃肠道功能等,及时调整膳食。

2. 合理搭配能量比例

合理控制总能量是糖尿病营养治疗的主要原则,以能维持或略低于理想体重为宜。蛋白质一定要占到每日总能量的 1/3 以上;每日脂肪摄入量不能超过 30%。

3. 三餐分配要合理

病情稳定的糖友,至少保证一日 3 餐;血糖波动大、易出现低血糖的糖友就需要适当加餐,同等量的食物分成 5~6 份,每日进餐 5~6 次。

4. 饮食控盐有讲究

避免吃盐过多,应从两方面下手:一是少吃看得见的盐,二是少吃隐形盐。

（三）糖尿病的饮食注意事项

1. 定时定量、化整为零

定时定量是指正餐。正常人推荐一日三餐,规律进食,每顿饭进食量基本保持平稳。这样做的目的是为了与降糖药更好地匹配,不至于出现血糖忽高忽低的状况。

化整为零是指零食。在血糖控制良好的情况下,我们可以允许患者吃水果,以补充维生素。但吃法与正常人不同,一般不要饭后立即进食。可以选择饭后 2 小时食用水果。吃的时候将水果分餐,如:一个苹果分 2～4 次吃完,而不要一口气吃完。分餐次数越多,对血糖影响越小。

2. 吃干不吃稀

建议糖尿病患者尽量吃"干"的。比如:馒头、米饭、饼。而不要吃面糊糊、粥泡饭、面片汤、面条等。越稀的饮食,经过烹饪的时间越长,食物越软越烂,意味着越好消化,则升糖越快。

3. 吃硬不吃软

建议糖尿病患者尽量吃"硬"的。质硬食物多消化慢,利于增加饱腹感时间;另外,质硬食物吸收亦慢,可减缓餐后血糖高峰以利于血糖的稳定。

4. 吃绿不吃红

一般绿色的,多是含有叶绿素的植物,如青菜。而红色的含糖相对较高,不宜食用。如吃同样重量的黄瓜和西红柿,西红柿可以明显升糖。所以,在不能确定的情况下,"绿色"的一般比较保险。

第三节　高脂血症的营养与饮食调理

血脂是血浆中的中性脂肪(甘油三酯和胆固醇)和类脂(磷脂、糖脂、固醇、类固醇)的总称。血脂异常指血浆中脂质量和质的异常,通常指血浆中胆固醇和(或)甘油三酯(TG)升高,以及高密度脂蛋白胆固醇降低。血脂异常以及与其他心血管风险因素相互作用导致动脉粥样硬化,增加心脑血管病的发病率和死亡率。防治血脂异常对提高生活质量、延长寿命具有重要意义。

一、高脂血症的基本知识

高脂血症是由各种原因导致的血浆中的胆固醇、甘油三酯,以及低密度脂蛋白水平升高和高密度脂蛋白过低的一种全身脂代谢异常的一种病。

（一）高脂血症的病因

1.原发性血脂异常

家族性脂蛋白异常血症是由于基因缺陷所致。多数原发性血脂异常原因不明,认为是由多个基因与环境因素相互作用的结果。临床上血脂异常常与肥胖症、高血压、糖耐量异常或糖尿病等疾病相伴发生,与胰岛素抵抗有关,称为代谢异常综合征。

2.继发性血脂异常

（1）全身系统性疾病。如糖尿病、甲状腺功能减退症、库欣综合征、肝肾疾病等引起血脂异常。

（2）药物。长期大量使用糖皮质激素可促进脂肪分解、血浆TC 和 TG 水平升高。

（二）高脂血症的表现

血脂异常可见于不同年龄、性别的人群,患病率随年龄而增高,50 岁以前男性高于女性,50 岁以后女性高于男性。多数血脂异常患者无任何症状和异常体征,而于常规血液生化检查时被发现。血脂异常的临床表现如下。

1. 黄色瘤、早发性角膜环和脂血症眼底改变

由于脂质局部沉积所引起,其中以黄色瘤较为常见。黄色瘤是一种异常的局限性皮肤隆起,颜色可为黄色、橘黄色或棕红色,多呈结节、斑块或丘疹形状,质地一般柔软,最常见的是眼睑周围扁平黄色瘤。

2. 动脉粥样硬化

脂质在血管内皮下沉积引起动脉粥样硬化,引起心脑血管和周围血管病变。

（三）高脂血症的检查

血脂异常是通过实验室检查而发现、诊断及分型的。

1. 测定血脂谱全套

空腹 TC、TG、LDL-C、HDL-C。

2. 判断血浆中有无乳糜微粒存在

可采用简易的方法,即把血浆放置 4℃ 冰箱中过夜,然后观察血浆是否有"奶油样"的顶层。

3. 血浆低密度脂蛋白(LDL-C)浓度

1~2 周内血浆胆固醇水平可有 ±10% 的变异,实验室的变异容许在 3% 以内。

4. 有关脂代谢的特殊检查

(1)载脂蛋白测定。血浆 ApoB 和 ApoA I 水平对于预测冠心病的危险性具有重要意义。

（2）体内脂蛋白代谢测试。此外，还可进行基因 DNA 突变分析、脂蛋白-受体相互作用以及脂蛋白脂酶和肝脂酶、胆固醇脂化酶与合成酶等方面的测定。

5. 其他检查

家族性混合型高脂血症和家族性高三酰甘油血症存在胰岛素抵抗，其血浆胰岛素水平升高，临床上可表现为糖耐量异常；Ⅲ型高脂蛋白血症常合并有糖尿病；家族性混合型高脂血症可伴有高尿酸血症；Ⅲ型高脂蛋白血症患者可伴有甲状腺功能减低。抽血前的最后一餐应忌食高脂食物和禁酒。

临床上可简单地将高脂血症分为以下四个类型。

（1）高胆固醇血症：血清总胆固醇含量增高，超过 5.72 mmol/L，而甘油三酯含量正常，即甘油三酯<1.7 mmol/L。

（2）高甘油三酯血症：血清甘油三酯含量增高，超过 1.7 mmol/L，而总胆固醇含量正常，即总胆固醇<5.72 mmol/L。

（3）混合型高脂血症：血清总胆固醇和甘油三酯含量均增高，即总胆固醇超过 572 mmol/L，甘油三酯超过 1.7 mmol/L。

（4）低高密度脂蛋白血症：血清高密度脂蛋白-胆固醇（HDL-胆固醇）含量降低，<0.9 mmol/L。

（四）高脂血症的防治

应坚持长期综合治疗，强调以饮食控制及体育锻炼为主，效果不理想才辅助药物治疗。继发性者（如糖尿病、甲减），应积极治疗原发病。

1. 治疗原则

（1）应根据是否已有冠心病或冠心病等危症，以及有无心血管危险因素，结合血脂水平进行全面评价，以决定治疗措施及血脂的目标水平。

（2）饮食治疗和改善生活方式是血脂异常治疗的基础措施。无论是否进行药物调脂治疗，都必须坚持控制饮食和改善生活方式。

（3）根据血脂异常的类型及治疗需要达到的目的，选择合适的调脂药物。需定期进行调脂疗效和药物不良反应的监测。

（4）在决定采用药物进行调脂治疗时，需要全面了解患者患冠心病及伴随的危险因素情况。在进行调脂治疗时，应将降低低密度脂蛋白胆固醇作为首要目标。

2. 治疗性生活方式改变

（1）减少饱和脂肪酸和胆固醇的摄入。

（2）选择能够降低低密度脂蛋白胆固醇的食物（如植物甾醇、可溶性纤维）。

（3）减轻体重。

（4）增加有规律的体力活动。

（5）采取针对其他心血管病危险因素的措施，如戒烟、限盐以降低血压等。

3. 药物治疗

经饮食及体育锻炼治疗后，如仍存在下列情况之一者，应考虑用药物治疗：①无其他危险因子，LDL 胆固醇 ≥4.9 mmol/L；②有两个危险因子(例如吸烟、高血压、HDL 胆固醇低、早年发生冠心病家族史等),LDL 胆固醇≥4.1 mmol/L;③甘油三酯≥5.5 mmol/L。降脂药物主要有以下几种。

(1)他汀类。他汀类药物能显著降低总胆固醇和低密度脂蛋白胆固醇,也降低甘油三酯水平和轻度升高高密度脂蛋白胆固醇。此外,他汀类还可能具有抗炎、保护血管内皮功能等作用。他汀类是当前防治高胆固醇血症和动脉粥样硬化性疾病非常重要的药物。常用的他汀类药物有:洛伐他汀、辛伐他汀、普伐他汀、氟伐他汀和阿托伐他汀等。

(2)贝特类。临床上可供选择的贝特类药物有:非诺贝特、微粒化胶囊、苯扎贝特、吉非贝齐。

(3)烟酸类。烟酸缓释片。

(4)胆酸螯合剂。考来烯胺、考来替泊。

(5)胆固醇吸收抑制剂。依折麦布。

(6)其他调脂药。普罗布考、ω-3 脂肪酸。

二、高脂血症的饮食调理

血浆脂质主要来源于食物,通过控制饮食,可使血浆胆固醇水平降低 5%~10%,同时有助于减肥,并使降脂药物发挥出最佳的效果。多数Ⅲ型高脂蛋白血症患者通过饮食治疗,同时纠正其他共存的代谢紊乱,常可使血脂水平降至正常。

高脂血症通过控制饮食的方法,在保持理想体重的同时,降低血浆中的 LDL-胆固醇水平。

（一）高脂血症的饮食原则

1. 严格选择高脂肪食品

胆固醇含量低的食品,如蔬菜、豆制品、瘦肉、海蜇等,尤其是多吃含纤维素多的蔬菜,可以减少肠内胆固醇的吸收。不过,不能片面强调限制高脂肪的摄入,因为一些必需脂肪酸的摄入对身体是有益的。适量的摄入含较多不饱和脂肪酸(控制饱和脂肪酸)的饮食是合理的。食物的胆固醇全部来自动物油食品,蛋黄、动物内脏、鱼子和脑等,含胆固醇较高,应忌用或少用。

2. 改变做菜方式

做菜少放油,尽量以蒸、煮、凉拌为主。少吃煎炸食品。

3. 限制甜食

糖可在肝脏中转化为内源性甘油三酯,使血浆中甘油三酯的浓度增高,所以应限制甜食的摄入。

4. 减轻体重

对体重超过正常标准的人,应在医生指导下逐步减轻体重,以每月减重 1~2 kg 为宜。

5. 加强体力活动和体育锻炼

体力活动不仅能增加热能的消耗,而且可以增强机体代谢,提高体内某些酶,尤其是脂蛋白酯酶的活性,有利于甘油三酯的运输和分解,从而降低血中的脂质。

6. 戒烟,少饮酒

适量饮酒,可使血清中高密度脂蛋白明显增高,低密度脂蛋白水平降低。因此,适量饮酒可使冠心病的患病率下降。酗酒或长期饮酒,则可以刺激肝脏合成更多的内源性甘油三酯,使血液中低密度脂蛋白的浓度增高,引起高胆固醇血症。因此,中年人还是戒酒为好。吸烟者冠心病的发病率和病死率是不吸烟者的 2~6 倍,且与每日吸烟支数呈正比。

（二）高脂血症的饮食搭配

对于一般高血脂患者的合理饮食结构,归纳为两句话,即"一、二、三、四、五"和"红、黄、绿、白、黑"。

第一句话为"一、二、三、四、五":"一"是指每日饮 1 袋牛奶,内含 250 mg 钙,既补充了钙和蛋白质,又减少了高血脂的发病机会。"二"是建议结合用决乌汤茶这种经典中医组方茶,长期饮用可以起到很好的防治效果。"三"是指每日进食 3 份高蛋白质食品,每份可为瘦肉 50 g,或鸡蛋 1 个,或鸡鸭肉 100 g,或鱼虾 100 g,或豆腐 100 g,以每日早、中、晚餐各 1 份为宜。"四"是指"不甜不咸,有粗有细,三四五顿,七八成饱",即每天可吃 3 顿、4 顿或 5 顿,每顿可吃七八成饱。"五"是指每日进食 500 g 蔬菜和水果,一般每日吃 400 g 蔬菜,100 g 水果。

第二句话为"红、黄、绿、白、黑":"红"是指每日可饮红葡萄酒 50~100 mL,有助于升高血中高密度脂蛋白,可预防动脉粥样硬化。还要每日进食 1~2 个西红柿,除去脂降压外,还可使男性前列腺癌的发生率降 45%。"黄"是指胡萝卜、红薯、南瓜、玉米等,每天要适量食用其中的一种。"绿"是指饮绿茶水和食用深绿色蔬菜,它们所含的维生素 C、茶多酚、茶碱等,有去脂降压等多种功用。"白"是指燕麦片(或燕麦粉),每天可适量服用,一般每日用 50 g 水煮5~10 分钟,兑入牛奶中合用,可起降血脂的作用。"黑"是指黑木耳或香菇等,每天可用黑木耳 10 g,或香菇 100 g,泡发后,烹调入菜肴中服用,有降低血脂等功用。

(三)高脂血症的饮食注意事项

1. 少喝咖啡、茶

咖啡因会增加体内的胆固醇。因此,应注意尽量少喝咖啡、茶,并禁服含有咖啡因的药物。

2. 食物的烹调方式

在烹调动物性食品中,绝对避免油炸。较适宜的方法是蒸和烤,这样才能使食物中的油脂滴出。

3. 食物多样、谷类为主

食物多样、谷类为主。精细搭配,粗粮中可适量增加玉米、莜面、燕麦等成分,少食单糖、蔗糖和甜食。多食新鲜蔬菜及瓜果类。保证每天摄入 400~500 g,以替代充足的维生素、矿物质和膳食纤维。

4. 多吃蔬菜、水果和薯类

多吃蔬菜与各种水果,注意增加深色或绿色蔬菜比例,大蒜和洋葱有降低血清 TC,提高 HDL-C 的作用,可能与其含有硫化物有关。香菇和木耳有多糖类物质,也有降低血清 TC 及防止动脉粥样硬化的作用。

5. 常吃奶类、豆类及其制品

奶类除含丰富的优质蛋白质和维生素外,含钙量较高,且利用率也很高,是天然钙质的极好来源,高血脂患者奶类以低脂或脱脂类为宜。豆类是我国的传统食品,含丰富的蛋白质、不饱和脂肪酸、钙及维生素 B_1、维生素 B_2、烟酸等,且大豆及其制品还有降胆固醇的作用。

6. 经常吃适量鱼、禽、瘦肉

经常吃适量鱼、禽、瘦肉,少吃肥肉和荤油。多吃水产尤其是深海鱼,争取每周食用 2 次或以上;肉汤类应在冷却后除去上面的脂肪层,少用动物脂肪,限量食用植物油等。

7. 保持能量摄入

保持能量摄入,并增加运动,防治超重和肥胖。

8. 吃清淡少盐的膳食

控制每日食盐摄入总量。

9. 坚持治疗血脂高

治疗血脂高是一个漫长的过程,血脂高患者不仅要长期坚持吃药,而且还应该在生活起居中养成良好的饮食习惯,避免一些不良习惯和不良刺激,这样才能真正取得最佳的治疗效果,才能与其他人一样,安享天年。

10. 老年患者提示

年龄在 70 岁以上的老年高血脂患者,饮食治疗的意义并不大,因为对于他们来说,更重要的是营养。

第四节 心脑血管疾病的营养与饮食调理

全世界每年死于心脑血管疾病的人数高达 1500 万,居各种死因首位。心脑血管疾病已成为人类死亡头号杀手。

心脑血管疾病是心脏血管和脑血管疾病的统称,泛指由于高脂血症、血液黏稠、动脉粥样硬化、高血压等所导致的心、脑及全身组织发生的缺血性或出血性疾病。心脑血管疾病是一种严重威胁人类,特别是 50 岁以上老年人健康的常见病,即使应用目前最先进、完善的治疗手段,仍可有 50% 以上的脑血管意外幸存者生活不能完全自理。

一、心脑血管疾病的基本知识

心脑血管疾病具有"发病率高、致残率高、死亡率高、复发率高、并发症多","四高一多"的特点,我国心脑血管疾病患者已经超过 2.7 亿人。

一是死亡率高。我国每年死于心脑血管疾病近 300 万人,占我国每年总死亡病因的 51%。而幸存下来的患者 75% 不同程度丧失劳动能力,40% 重残。

二是复发率高。我国脑卒中患者出院后第一年的复发率是 30%,第五年的复发率高达 59%。而二级预防做得较好的美国仅为 10%。由于我国医疗保险覆盖人群小,脑卒中患者的复发率与国际平均水平相比要高出 1 倍。服用可靠药物长期防治脑中风的患者与停药的患者相比,复发率要降低80%以上,死亡率降低90%以上。长期用药超过3年以上的患者80%以上无复发危险,极少数轻复发。

（一）心脑血管疾病的病因

心脑血管疾病是全身性血管病变或系统性血管病变在心脏和脑部的表现。其病因主要有4个方面:①动脉粥样硬化、高血压性小动脉硬化、动脉炎等血管性因素;②高血压等血流动力学因素;③高脂血症、糖尿病等血液流变学异常;④白血病、贫血、血小板增多等血液成分因素。相关危险因素有以下几个方面。

1.高血压

长期高血压可使动脉血管壁增厚或变硬,管腔变细,进而影响心、脑等重要器官供血。高血压可使心脏负荷加重,易发生左心室肥大,进一步导致高血压性心脏病、心力衰竭。当血压骤升时,脑血管容易破裂发生脑出血;或已硬化的脑部小动脉形成一种粟粒大小的微动脉瘤,当血液波动时微动脉瘤破裂而造成脑出血;或高血压加快动脉硬化过程,动脉内皮细胞受到损伤,血小板易在伤处聚集,又容易形成血栓,引发心肌梗死或脑梗死。

2.血液黏稠

现代生活节奏紧张,生活、工作的压力越来越大,人们的情绪波动大;同时,过量饮酒、摄入太多食物脂肪、缺少必要的运动,加之生活环境的污染,空气中的负离子含量急剧下降,摄入体内的负离子也就不足,这些因素直接导致人体新陈代谢速度减慢,血液流速减慢,血黏度迅速升高,造成心脑供血不足,如果不及时预防、调理,将会引发冠心病、高血压、脑血栓等心脑血管疾病。

3. 吸烟

吸烟者比不吸烟者发病率高得多,在每天吸烟 20 支以上的人中,冠心病的发病率为不吸烟者的 3.5 倍,冠心病、脑血管病的死亡率为不吸烟者的 6 倍,蛛网膜下腔出血比不吸咽者多 3~5.7 倍。在脑梗死的危险因素中,吸烟占第一位。

4. 血管壁平滑肌细胞非正常代谢

血管组织和人体的其他组织一样在一定周期内完成新陈代谢。在血管壁平滑肌细胞代谢的过程,若新的细胞组织不能正常的形成,血管壁本身存在"缺陷",就容易使血管舒缩不畅,就像是一条破烂不堪的旧管道,随时都有阻塞或破裂的可能。

5. 酗酒

酒精摄入量对于出血性卒中有直接的剂量相关性。每天酒精摄入大于 50 g 者,发生心脑梗死的危险性增加。长期大量饮酒可导致血小板功能紊乱,进而导致血流调节不良、心律失常、高血压、高血脂,使心脑血管病更容易发生。小量饮酒有益,大量饮酒有害。

6. 糖尿病

糖尿病是心脏病或缺血性卒中的独立危险因素,随着糖尿病病情进展,会逐渐出现各类心脑血管并发症,如冠状动脉粥样硬化、脑梗、下肢动脉粥样硬化斑块的形成等。

7. 其他

如肥胖、胰岛素抵抗、年龄增长、性别(男性发病高于女性)、种族、遗传等都是与心脑血管疾病相关的危险因素。

(二)心脑血管疾病的表现

1. 心血管疾病

心血管病系一组病因、临床和流行病学特征各不相同的心血管疾病,但对人群危害最大的主要是冠心病、高血压等。

心血管疾病的常见症状有:胸闷、心悸、气短、心律不齐;端坐呼吸、夜间阵发性呼吸困难、胸骨后的压迫性或紧缩性疼痛、胸闷不适;水肿、发绀、晕厥、咳嗽、咯血;嗳气、上腹痛、恶心、呕吐;左后背痛、左手臂痛等。

2. 脑血管疾病

脑血管病主要指脑动脉系统病损引起的血管痉挛、闭塞或破裂,造成急剧发展的脑局部循环和功能障碍,也包括由颅内静脉及颅外部分血管功能障碍引起的脑部病变。

脑血管疾病的常见症状有:偏瘫、偏身感觉障碍、偏盲、失语;或者交叉性瘫痪、交叉性感觉障碍、外眼肌麻痹、眼球震颤、吞咽困难、共济失调、眩晕等;或肢体无力、麻木,面部、上下肢感觉障碍,单侧肢体运动不灵活;或语言障碍,说话不利索,记忆力下降,视物不清,眼球转动不灵活;小便失禁;平衡能力失调,站立不稳;意识障碍;头痛或者恶心呕吐;头晕、耳鸣等。

(三)心脑血管疾病的检查

根据相关疾病可选择相应检查。

（1）常规检测项目主要为血压、心电图、血常规、尿常规、血脂、血糖、血液流变学测定等。

（2）头颅 CT 和 MRI、脑血管造影、经颅彩色多普勒超声，可发现脑血管病变的部位和性质。

（3）超声心动图、放射性核素心肌显像、选择性冠状动脉造影和冠状动脉血管镜等检查，有助于判断心脏血管病变的部位和程度。

（四）心脑血管疾病的预防

心脑血管疾病的预防包括一级预防和二级预防：一级预防是指发病前的预防，即无病防病发生；二级预防是为了降低心脑血管疾病再次发生的危险及减轻致残率，即患病后防止再发病。

1. 防止栓塞

血管，尤其是冠状动脉，冬季寒冷时容易收缩、痉挛，发生供血不足，并可能导致栓塞，要十分注意保暖。高危患者进行有效的抗栓治疗，可在医生指导下长期服用阿司匹林等。

2. 患者晨练应注意的问题

睡眠时，人体各神经系统处于抑制状态，活力不足，晨起时突然大幅度锻炼，神经兴奋性突然增高，极易诱发心脑血管疾病，冬季应该注意。

3. 改变不良的生活方式

不良生活方式是导致心脑血管疾病的发生、发展的重要因素，直接影响疾病的康复与预后。控制饮食总量，调整饮食结构；坚持运动,循序渐进,量力而行,持之以恒;戒烟少酒,劳逸结合;减少钠盐摄入,每天食盐控制在 5 g 以内。

4. 多吃富含精氨酸的食物

富含精氨酸的食物有助调节血管张力、抑制血小板聚集,减少血管损伤。这类食物有海参、泥鳅、鳝鱼及芝麻、山药、银杏、豆腐皮、葵花子等。

5. 控制血压和血脂是关键

(1)血压控制。将血压控制在一个比较理想的范围内,是预防心脑血管疾病的重中之重。资料表明,坚持长期治疗的高血压患者心脑血管疾病的发病率,仅为不坚持治疗者的 1/10,也就是说,只要长期坚持控制血压,心脑血管疾病发病可下降90%。

(2)血脂控制。如果血脂过多,容易造成"血稠",在血管壁上沉积,逐渐形成小斑块,就是人们常说的动脉粥样硬化,引发各种心脑血管疾病。血脂异常是心脑血管疾病的独立危险因素,控制血脂也成为心脑血管疾病防治的重中之重。

6. 进补要适度

我国民间素有冬季进补的习惯,冬季人们运动本来就少,加之大量进补热性食物和滋补药酒,很容易造成血脂增高,诱发心脑血管疾病,因此,冬季进补一定要根据个人的体质进行。

（五）心脑血管疾病的治疗

1. 保持心态平衡

冠心病、高血脂患者尤其要放宽胸怀,不要让情绪起伏太大。

2. 适当运动

心脑血管患者要适当运动,运动量减少也会造成血流缓慢,血脂升高。要合理安排运动时间和控制好运动量。冬季要等太阳升起来之后再去锻炼,此时,温度回升,可避免机体突然受到寒冷刺激而发病。

3. 控制危险因素

严格控制血压至理想水平,服用有效调脂药物,控制糖尿病,改善胰岛素抵抗和异常代谢状态,戒烟。

4. 药物治疗

根据不同的心脑血管疾病,给予针对性的治疗药物,以缓解症状,改善预后,预防并发症。

5. 外科治疗

通过外科手术或介入治疗,对出血部位进行止血,消除血肿,或改善缺血部位的供血。

6. 康复治疗

患者病情平稳后,从简单的被动运动开始,逐步做主动运动,最终达到生活自理的目的。早期康复训练对心脑血管疾病患者的功能恢复尤为重要。

二、心脑血管疾病的饮食调理

(一)心脑血管疾病的饮食原则

1. 限制脂肪的摄入量

每日膳食中要减少总的脂肪量,减少动物脂肪,烹饪时不用动物油,要用植物油,如豆油、花生油和玉米油等,要限制饮食中的胆固醇,每日在 300 mg 以内,相当于每周可以吃 3 个蛋黄。

2. 控制总热量

如果膳食中控制了总脂肪的摄入,血脂会下降。

3. 适当增加蛋白质

由于膳食中的脂肪量下降,就要适当增加蛋白质,可由瘦肉、去皮禽类提供,可以多食用鱼类,特别是海鱼。每日还要吃一定量的豆制品,如豆腐、豆干,对降低血液胆固醇及血液黏稠度有利。

4. 限制精制糖和含糖类的甜食

限制甜食,包括点心、糖果和饮料的摄入。

5. 摄盐量要小

采取低盐饮食,每日食盐 3 g,可以选择在烹饪后加盐搅拌。

6. 注意烹调用料

为了增进食欲,可以在炒菜时加一些醋、番茄酱、芝麻酱。食醋除可以调味外,还有加速脂肪的溶解,促进消化和吸收,芝麻酱含钙量高,经常食用可以补充钙,对预防脑出血有一定的好处。

生病并不可怕,遵循健康的饮食原则,再加上听从医生的建议与治疗,我们可以战胜病魔,迈向新的生活。

(二)心脑血管疾病的饮食指导

对心脑血管病患者而言,合理饮食是控制心脑血管疾病的关键环节,直接影响病情发展。坚持选择健康食物,遵循理想饮食模式,无论对于心血管疾病的改善,还是贯穿一生的身体健康,均有着很大的好处。

1. 调整摄入和消耗的能量,保持健康体重

在整个生命过程中,保持健康体重,对于降低心血管疾病风险有着重要作用。健康的饮食模式,配合每周至少150分钟的中等强度体力活动,有助于优化能量平衡。然而,每日能量需求以及热量平衡状况因人而异,受到年龄、体力活动程度、性别、体型等多因素影响。随着年龄的增长,成年人的能量需要量每10年减少70~100 kcal。此外,量变引起质变。即使是健康食品,过量摄入也会引起体重的增加,对人体产生一定的危害。

因此,长期遵循健康饮食指导,维持能量"收支"平衡,有益于患者控制体重,降低心血管疾病风险。

2. 多摄入多种类的蔬菜和水果

富含水果和蔬菜的饮食模式(白土豆除外)对心血管具有保护作用,可有效降低患心血管疾病风险。深色水果和蔬菜,如桃子、绿叶菠菜等,往往营养素密度高于浅色蔬果。和果汁/榨汁相比,直接吃蔬果可以摄入更多的膳食纤维,所以尽量选择直接吃水果而非喝果汁。同时,不同水果蔬菜的营养素、植物化学物含量不同,营养价值不同,因此在日常饮食中要多品种地选择蔬果,增加饮食种类的丰富性,平衡膳食。

3. 首选全谷物的食物及制品

全谷物食品,是指含51%及以上全谷物的产品。该类食品富含胚乳、麸皮、胚芽,是膳食纤维的优质来源。经常摄入全谷物及其制品可以有效降低心血管疾病风险,如冠心病、脑卒中、代谢综合征等。全谷物能有效改善排便和肠道菌群。

4. 选择健康来源的蛋白质

（1）优选植物蛋白。日常饮食以植物蛋白为主，如豆类及豆制品是优质植物蛋白，同时也是优质膳食纤维来源，可以作为优选。高豆类摄入可以有效降低心血管疾病的患病风险。同时，高坚果类食物的摄入也可以有效降低冠心病、脑卒中的发病率。

（2）增加鱼类及海产品摄入量。每周至少吃两次鱼，少油炸多清蒸，尽量用海产品代替高饱和脂肪肉类，对于改善心血管疾病有重要作用。

（3）尽量选择低脂或脱脂乳制品。2020 年美国饮食指南顾问委员会提出，低脂乳制品与低全因死亡率、心血管疾病、超重肥胖风险有着密切关联。低脂或脱脂乳品也是 DASH 饮食（高血压防治计划饮食）的重要组成部分。总的来说，将膳食中的全脂乳换为低脂或脱脂乳，提高饮食中不饱和脂肪酸比例，对心血管健康有益。

（4）降低红肉摄入。饮食中红肉摄入过多，不仅会增加心血管疾病的发病率及死亡率，还对 BMI 的增加有直接影响，主要与红肉中所含的饱和脂肪、血红素铁，以及肠道微生物对左旋肉碱和磷脂酰胆碱的代谢有关。

加工肉类包括烟熏、腌制、盐渍或添加其他化学防腐剂经过加工的肉类、家禽以及海产品。这类食物中，盐、饱和脂肪、胆固醇、多环芳烃、杂环胺等的含量极高，对于健康有不利影响。因此，爱吃肉的人可以首选未经加工的精瘦白肉。

5.使用液态植物油来代替热带油和部分氢化脂肪

日常饮食中,用不饱和脂肪代替饱和脂肪和反式脂肪,可以有效降低血液中低密度脂蛋白(LDL)胆固醇含量,对于心血管健康有益处。

不饱和脂肪,包括单不饱和脂肪和多不饱和脂肪两种。多不饱和脂肪酸主要来源于植物油,如大豆、玉米、红花籽、葵花籽、核桃、亚麻籽油等,而单不饱和脂肪酸来自动物脂肪和部分植物油,如芥花、橄榄油,大部分坚果,如花生等。

高脂肪含量的鱼类是$\omega-3$脂肪酸的一个良好来源。所以,为了满足健康需求,用液态植物油来代替饱和脂肪和反式脂肪好处很大。

6.选择低/未加工食物而非精加工食物

大量摄入精加工食品对于健康有着不利影响,增加超重肥胖、心脏代谢紊乱、2型糖尿病、心血管疾病以及全因死亡率的风险。一项为期4周的短期试验表明,过量摄入精加工食品和短期体重增加有关。因此,降低膳食中加工食品的含量对健康有益。

7.减少每日含糖饮料和食品的摄入

添加糖,是指在食品制备或加工过程中添加到食品或饮料中的任何糖,常见的添加糖包括葡萄糖、蔗糖、玉米糖浆、蜂蜜、枫糖和浓缩果汁。这类添加糖的过量摄入与2型糖尿病、冠心病、超重的高风险有关。

总之,限制每日膳食中添加糖的含量,减少对甜食的渴望,对于控制体重有着重要意义。

8.烹饪和购买食物时尽量少盐或无盐

一般来说,高盐(氯化钠)饮食和高血压有直接关联。和其他单一饮食模式相比,降低钠盐摄入配合 DASH 饮食效果最佳。低钠饮食无论对于高血压患者还是非高血压患者的血压,都有降低作用,包括正在接受降压药物治疗的患者,可以有效预防和控制高血压的发生。一项观察性研究也显示,钠摄入量的减少和减缓与年龄相关的收缩压上升有关,可降低心血管疾病发病风险。受年龄、人种影响,低钠饮食对于老年人、高血压患者的血压降低影响更大。通过公共卫生方法来降低加工食品中的钠含量是目前最有效的策略,同时用钾盐代替常规盐也是未来的发展方向。

9.尽量少喝或不喝酒

酒精摄入对于心血管的影响较为复杂,会受到多因素影响,如与饮酒量、酒的类型、年龄、性别以及心血管疾病结局类型有关。

对于某些疾病,饮酒与其有直接相关性:饮酒量的增加会提高出血性卒中和心房颤动的风险。然而,对于冠心病和缺血性卒中,饮酒与疾病发展存在 J 型或 U 型相关,即每日饮酒 1~2 杯引起疾病的风险最小,不饮酒和过量饮酒均会增加风险。

第五节　骨质疏松症的营养与饮食调理

一、骨质疏松症的概述

骨质疏松症是以骨组织显微结构受损,骨矿成分和骨基质等比例不断减少、骨质变薄、骨小梁数量减少、骨脆性增加和骨折危险度升高的一种全身骨代谢障碍的疾病,是老年人常见的慢性疾病。老年人患病率女性高于男性分别为 90.47% 和 60.72%。骨质疏松症常常分为两大类,即原发性骨质疏松症和继发性骨质疏松症。原发性骨质疏松症又可分为绝经后骨质疏松症和老年性骨质疏松症。世界卫生组织(WHO)把每年的 10 月 20 日定为"国际骨质疏松日"。

骨质疏松的严重后果远超过人们想象:20% 的老年人在骨折后一年内死亡,50% 的人从此失去了生活自理能力。因此,预防骨质疏松非常重要。如果已经患有骨质疏松,早期发现和适当治疗可以延缓甚至逆转疾病的发展,预防骨折。

二、骨质疏松的病因

钙的补充吸收不足。骨骼由基质、钙和磷三部分组成。老年人骨质疏松发生发展与钙的摄入状况紧密相关,20 岁之前有足够钙摄入,成年后骨密度峰值高,保持足量钙摄入,女性闭经及进入老年期骨密度可以保持较高水平,疏松速度减慢,发生骨折的风险也会降低。

（一）年龄因素

导致老年人骨质疏松的重要原因之一是性激素分泌减少。女性在 50 岁以上患骨质疏松症的风险最大,这与绝经期后骨质丢失的速度加快有关。随着年龄的增长,调节钙的激素分泌失调使骨代谢紊乱。老年人牙齿稀疏或脱落,胃肠消化能力弱,进食少,致使蛋白质、钙、磷、维生素及微量元素摄入不足。

（二）老年人活动量减少

随着年龄的增加,老年人愈发喜欢安静,不爱运动。胃肠道吸收钙需要有活性的维生素 D 参与,维生素 D 的合成需要阳光,户外活动减少,不晒太阳容易造成骨质疏松。

（三）饮食因素

我国为农业大国,传统的膳食结构是以谷物为主,含钙量低,一些蔬菜中含有草酸会与钙结合形成不溶性钙盐,大量摄入植物纤维又影响了钙质的吸收。

三、骨质疏松的症状

随着骨质疏松的加重,会有背部疼痛,驼背,变矮等症状,容易发生骨折。必须避免摔跤、重视骨折,在 65 岁以上的人群中,摔跤是引起各种致命和非致命损伤的主要原因。骨质疏松的老人摔跤后很容易骨折,其中股骨近端,脊柱和手腕处的骨折是最常见的。

（1）骨痛和肌无力。骨质流失通常悄悄地发生，初期没有明显症状，发展到一定程度时，才出现疼痛，以腰背痛多见，约占疼痛患者中的70%~80%。疼痛沿脊柱向两侧扩散，仰卧或坐位时疼痛减轻，直立时后伸或久立、久坐时疼痛加剧，日间疼痛轻，夜间和清晨醒来时加重，弯腰、肌肉运动、咳嗽、大便用力时加重。膝关节、肩背部、手指、前臂、上臂疼痛也常见。一般骨量丢失12%以上时即可出现骨痛。劳累或活动后常见乏力，不能负重或负重能力下降。

（2）骨折。骨折是退行性骨质疏松症最常见和最严重的并发症，因骨骼变得脆弱缺乏韧性，轻微活动、弯腰、负重、挤压或摔倒后容易发生骨折。骨折不仅增加患者的痛苦，加重家庭经济负担，严重限制患者活动，影响患者生活，甚至缩短寿命。高龄（80岁以上）女性老人为多见。骨质疏松症所致骨折多见于股骨颈骨折、桡骨远端骨折、脊椎骨骨折。脊椎压缩性骨折约有20%~50%的患者无典型症状。股骨颈骨折危险性最大，也最为常见。

（3）呼吸功能下降。胸、腰椎压缩性骨折，脊椎后弯，胸椎椎体呈鱼嘴样变形压缩，导致驼背和胸腔畸形，胸腔空间的变化使肺活量和最大换气量显著减少，肺上叶前区肺气肿发生率可高达40%。老年人多数有不同程度肺气肿，肺功能随着增龄而下降，若再加骨质疏松症所致胸廓畸形，患者往往出现胸闷、气短、呼吸困难等症状，极易发生上呼吸道感染和肺部感染。

四、骨质疏松的营养与饮食调理

（一）改善全身营养状况

蛋白质可促进钙的吸收和储存,补充足够的蛋白质有助于骨质疏松的预防和治疗,选择富含异黄酮类食物对维持骨量也有一定的作用。

（二）补充钙剂和维生素 D

选择含钙量较多的食物,如奶类、虾、鱼、贝壳类水产品,奶及奶制品含钙量高,吸收率高,是老年人优先选用的食物;连骨的小鱼小虾和一些坚果类,含钙量也较多;饮食中应含有足够量的维生素 D。维生素 D 的主要作用是促进肠道对钙的吸收,并维持足够的血清钙和磷酸盐浓度,使骨骼正常矿化。长期摄入不足的维生素 D 会导致骨骼脱矿质。维生素 D 缺乏会导致钙吸收减少。足量的维生素 D 是保证摄入的钙有效吸收、利用的必备条件;适当多晒太阳能促进体内无活性的维生素 D 转换为有活性的维生素 D_3,也是保证钙吸收的必要条件。科学烹调,减少某些蔬菜中的草酸,避免草酸与钙结合形成不溶性钙盐而降低钙的吸收。维生素 A 可以促进骨骼的发育,维生素 C 可以促进骨基质中胶原蛋白的合成,应保证饮食中含有丰富的维生素 A 和维生素 C。

（三）远离碳酸饮料

合适的钙磷比例可减少钙的流失。过量摄入磷会使骨质疏松发生的危险性增加。碳酸饮料中含有一定数量的磷酸,当磷酸进入体内,磷元素含量增加过多,导致血液中钙元素相对缺乏,为了维持血液中钙、磷的平衡,会动用骨骼、牙齿中的钙溶解入血。长期饮用碳酸饮料会导致钙质流失,骨骼中的钙质发生流失时便会导致骨质疏松。碳酸饮料不仅加速钙的流失,含糖量多,尤其对于糖尿病患者,更应避免选用。

(四)戒除不良嗜好

生活中戒烟、限酒,少喝咖啡、浓茶,低盐饮食。青少年时期是获得骨量的关键时期,吸烟会影响最佳骨峰值的获得,增加了老年期的骨质疏松症和骨折的发生率。长期酗酒也是引起男性骨质疏松的一个重要原因。经常锻炼,每周至少150分钟中低强度运动,每次30分钟的负重运动、步行、慢跑,负重训练等,有规律的训练有助于增加肌肉和关节运动的平衡性和协调性,对提升心肺功能也很有帮助。老年人在运动时应避免受伤,预防骨折。

良好的生活方式,如戒烟,必须从青少年抓起,在骨量获得的关键时期戒烟,保证骨量获得正常,成年后骨质疏松发生率就减少。

(五)适量运动

经常锻炼的年轻人通常比不锻炼的人能够获得更高的峰值骨量(最大骨密度和强度)。20岁以上的人群可以通过经常锻炼来预防骨质流失。锻炼还可以保持肌肉力量、协调性和平衡性,预防肌肉流失,还可以有助于防止跌倒和骨折。这对于老年人和被诊断患有骨质疏松症的人尤其重要。

负重和抗阻运动对骨骼健康的维持最有效果。负重运动主要包括散步、慢跑、爬楼梯、远足、打网球和跳舞。而抗阻运动主要为举重。运动时间每日大于 30 分钟,并结合饮食调理,从饮食中摄入足量的钙和维生素,对骨质疏松的预防最有效果。

五、骨质疏松宜选用食物

富含钙和维生素 D 的平衡饮食。钙很重要,维生素 D 有助于钙的吸收利用,所以两者都要有。

1. 含钙量高的食物

(1)奶制品,包括牛奶、奶酪、酸奶、布丁。

(2)绿色蔬菜 ,比如西蓝花、菠菜;蔬菜里的钙含量有些高于等量牛奶含量。如表 8-5 所示。

表 8-5 食物中含钙量高的蔬菜和含量表

食物名称 (以 100 g 可食部计)	含钙量 (mg/100 g)	食物名称 (以 100 g 可食部计)	含钙量 (mg/100 g)
乳鸽	866	北豆腐	105
腊肉	293	鹰嘴豆	150
带鱼(切段)	431	杏仁(熟,去壳)	174
草鱼(熏制)	448	葵花籽(熟)	112
凤尾鱼(熟)	665	开心果(熟)	108
虾酱	308	无花果(干)	363

续　表

食物名称 （以 100 g 可食部计）	含钙量 （mg/100 g）	食物名称 （以 100 g 可食部计）	含钙量 （mg/100 g）
红皮鸡蛋	44	小枣（干）	62
煮鸡蛋	35	硬质干酪	731
豆腐干	352	低脂奶酪	622
豆腐皮	239	酸奶（调味）	160
南豆腐	113	酸奶（果粒）	61

（3）海产品，小虾皮、海带、沙丁鱼、鲑鱼、青鱼等。

（4）豆蛋类，发酵的谷类，各种水果和蔬菜（含草酸高的除外）。

2. 维生素 D 含量高的食物

包括鸡蛋、鱼类和强化奶。还有一个重要途径，身体通过阳光和皮肤接触，把无活性的维生素 D 转变为有活性的维生素 D_3。所以，老年人应多晒太阳，让皮肤和太阳充分接触。由于北方的冬天日照少，很多女性维生素 D 偏低。若测得血液中维生素 D 的水平不足，需要及时补充营养。

骨质疏松是危害非常大的疾病。患有骨质疏松，会导致生活质量下降，出现腰酸、背痛、腿抽筋等症状，骨痛和肌无力，最重要的是骨质疏松会导致脆性骨折。若患者摔跤，可能导致胸椎、腰椎、桡骨远端、股骨颈及肱骨近端的骨折，因此危害非常大。骨质疏松的预防，应从青少年开始，饮食调理和健康的生活方式是预防的关键；老年患者，原发的骨质疏松，最基础的治疗，是补充钙和维生素 D。

第六节　便秘的营养与饮食调理

一、概述

便秘是一种症状,并非一种疾病,指排便频率减少、7天内排便次数少于2~3次,粪便量减少、粪便干结、排便费力。病程6个月以上的为慢性便秘。随着现在人们生活方式的改变和精神心理、社会饮食的影响,我国慢性便秘的患病率逐渐上升,严重影响人民的生活质量,并随年龄的增长患病率呈明显增加的趋势。女性患病率明显高于男性,男女患病率之比为1:4。60岁以上老人便秘发生率18.2%。慢性便秘可由多种疾病引起即继发性便秘,也可以是原发性便秘。

引起原发性便秘原因有多种,饮食习惯不良,偏食或挑食及各种原因引起的进食量少或食物缺乏纤维素,排便习惯受干扰或抑制,长期习惯服用泻药,各种原因引起的排便动力肌肉衰弱无力,结肠冗长,某些药物如吗啡类、抗胆碱能药使结肠推进性运动受抑制,神经精神因素病变,直肠平滑肌张力过高或痉挛导致便秘。

治疗便秘的目的是缓解症状,恢复正常肠道动力和排便生理功能。总的治疗原则是个性化的综合疗法,调节生活方式,合理的膳食,调整患者的精神心理状态,多饮水、运动,建立良好的排便习惯是治疗慢性便秘的基础措施。

二、营养与饮食调理

营养治疗的主要目的是在减轻患者症状的同时,使患者的营养得到补充,以纠正营养不良。能量、蛋白质、脂肪和碳水化合物供应量和健康人基本一致,以维持适宜体重为目标,三大产能营养素比例合适,优质蛋白质量适当增加,以维持排便肌肉动力。也可适当增加含脂肪多的食物,如花生、芝麻、核桃、花生油、芝麻油、豆油等,可起到润肠作用。维生素和矿物质供应量与健康人一致,宜摄入足量的天然食物的维生素和矿物质。增加患者饮用水的摄入量,应做到每日饮水在 1500 mL 以上。患者应减少摄入含咖啡因的食物(如浓茶、咖啡等),禁止喝酒。

膳食纤维的作用,大肠的主要功能是吸收水分和贮存食物残渣,形成粪便排出体外。食物残渣主要由未消化的植物性食物如蔬菜、水果和谷类组成。残渣中膳食纤维通过结肠时,像海绵一样吸收水分,增加粪便容量再经结肠排出体外。因此,饮食中膳食纤维不足会导致便秘。便秘者需要足量的膳食纤维,维持大便的体积和肠道传输功能。增加膳食纤维,可提高粪便的含水量、促进肠内有益细菌的增殖,增加粪便的体积,加快肠道的传输,使排便次数增加。必要时可通过膳食纤维制剂补充,膳食纤维制剂包括麦麸、甲基纤维素等。但应注意大剂量膳食纤维制剂可导致腹胀,可疑肠梗阻者禁用。患者膳食纤维摄入量要保证在每日 25~35 g 以上。

三、饮食调理

根据不同便秘特点,给予不同饮食。

(1)老年因体弱、营养不良、肥胖以及运动过少导致的无张力便秘。此类患者可增加饮食中膳食纤维的量,刺激肠道促进胃肠蠕动,增强排便能力, 可以粗糙食物代替精细食物,如粗粮、带皮水果、新鲜蔬菜等;饮食中可加些琼脂,利用其吸水性,使肠内容物膨胀而增量,促进肠蠕动;多饮水及汤类食物,使肠道保持足够的水分,粪便易于排出;多食用含 B 族维生素丰富食物,可促进消化液分泌,维持和促进肠道蠕动,有利于排便,如粗粮、豆类及其制品等;多食易产气食物,促进肠蠕动增加有利于排便,如洋葱、萝卜、蒜苗等;适当增加高脂肪食物,植物油能直接润肠,且分解产物为脂肪酸,有刺激蠕动作用,如花生、芝麻、核桃及花生油、芝麻油、豆油等,每天脂肪总量可达 100 g。供给润肠通便食物,如洋粉及其制品、银耳羹等。

(2)对于胃肠道疾病或某种神经失调、使用泻药过久导致痉挛性便秘。因肠道神经末梢刺激过度,使肠壁肌肉过度紧张或痉挛收缩。此类患者饮食应采用少渣饮食,给予质软、光滑、低纤维饮食,可减轻肠道刺激。可选食蛋类、馒头、蛋糕、嫩肉、鱼、牛奶、奶油等。禁食蔬菜及膳食纤维多的水果。适当增加脂肪,脂肪润肠,脂肪酸促进肠蠕动,有利于排便;但不宜过多,应根据身体状况适可而行。多饮水,保持肠道粪便中水分,以利于通便,如早晨饮蜂蜜水等。禁止食用酒、浓茶、咖啡、辣椒、咖喱等刺激性食品。

（3）因机械性或麻痹性肠梗阻或因肿瘤压迫肠道而引起肠道不全或完全梗阻导致的阻塞性便秘。特点是排便时盆底出口处出现梗阻因素,其中有些可经外科手术消除或缓解。此类型便秘关键在于去除病因,若为器质性病变引起的,应首先治疗疾病。不全性梗阻者可给予清淡流质。

四、便秘宜选用食物

黑木耳营养丰富,除了能帮助补气生血,还能有效帮助治疗便秘。其性滑利,具有润肠通便之功,对气血不足便秘者可以起到非常好的效果。

大白菜水分含量高,而且所含营养物质丰富,性质偏凉,有滑泄清利之力,适宜改善便秘。

红薯削去外皮后洗净切成小块。把切好的红薯放入煮锅里,加少许水,刚没到红薯表面即可,煮熟。红薯煮熟后倒入牛奶煮沸。放入适量白糖搅匀即可食用。注意:这个方法对于经常便秘和顽固性便秘非常有效。

蜂蜜中含有丰富的维生素、矿物质和酶素类物质。酶素可以帮助人体消化、吸收并加强新陈代谢。

坚果中含有丰富的维生素 B 和 E、蛋白质、亚油酸、亚麻酸能够增加肠道中双歧杆菌的含量,连同植物纤维素一起刺激肠道蠕动,从而起到润肠通便、治疗便秘的作用。

苹果洗净,每天带皮吃 1 个,可预防便秘。每天带皮吃 4~5 个,可调治顽固性便秘。

每日早、晚空腹吃 1~2 个,可调治习惯性便秘。香蕉(熟香蕉)含有的大量水溶性植物纤维,能够引起高渗性的胃肠液分泌,从而将水分吸附到固体部分,使大便变软而易于排出。

五、便秘宜选用食疗验方

1. 鲜笋拌芹菜

原料:鲜嫩竹笋 100 g,芹菜 100 g,调味料适量。做法:将竹笋煮熟切片,芹菜洗净切段,用开水略淖,控尽水与竹笋片相拌,加入适量熟食油及调味料,拌匀即可。

2. 雪羹汤

原料:海蜇 100 g,荸荠 150 g,香菜少许,调味料适量。做法:将海蜇温水泡发,切碎;荸荠洗净、去皮、切片,共煮汤,熟后加入香菜、调料即可。功效:清热化痰,利湿通便。

3. 木耳萝卜汤

原料:黑木耳 20 g,白萝卜 250 g,调味料适量。做法:将黑木耳水泡,洗净;白萝卜洗净、切块。加调味料如常法烧汤,佐餐食用,每日 2 次,常食。

4. 豆芽雪菜炖豆腐

原料:黄豆芽 150 g,豆腐 200 g,雪菜 100 g,调味料适量。

做法:黄豆芽洗净,豆腐切成小块,雪菜洗净切小丁。炒锅放油烧热,放入黄豆芽炒香后加水适量,在旺火上烧开,待豆芽烂时,放入雪菜、豆腐,改小火炖熟,佐餐食用。

5. 黄豆籼米粥

原料:黄豆 30 g,籼米 50 g。做法:将黄豆洗净,浸泡 12 小时;籼米洗净,与黄豆同下锅,煮成粥,代主食用,每日 2 次。

6. 葵花籽粥

原料:葵花子肉 25 g,粳米 50 g。做法:将粳米洗净,与葵花子肉一同放入锅中加水,用文火煮成粥,代主食用,每日 1 次,可通便降脂。

7. 五仁粥

原料:芝麻、松子仁、胡桃仁、桃仁(去皮、尖,炒)、甜杏仁各 10 g,粳米 50 g。做法:将五仁混合碾碎,入粳米共煮稀粥。食用时,加白糖适量,每日早晚服用。功效:可滋养肝肾,润燥滑肠。适用于老年气血亏虚引起的习惯性便秘。

8. 红薯粥

原料:红薯 100 g,小米 50 g。做法:将红薯洗净去皮,切成一寸长,五分厚的小块。小米淘净,两者同放入锅内,加清水适量,用武火烧沸后,转用文火煮至米烂成粥。每日 2 次,早、晚服用。

9. 芝麻粥

原料:黑芝麻 10 g,粳米 50 g,蜂蜜少许。做法:烧热锅,放入芝麻,用中火炒熟,当有香味时取出;粳米洗净、放入锅内,加清水适量,用武火烧沸后,转用文火煮;至米八成熟时,放芝麻、蜂蜜,拌匀,继续煮至米烂成粥。每日 2 次,早、晚服用。

10. 胡桃粥

原料:用胡桃仁 5 个捣碎,加大米 50 g 煮为稀粥。功效:可补肾纳气,润肠通便,适用于肾亏便结,腰酸气喘等。

11.松仁粥

原料:取松子仁 20 g 研碎,加大米 50 g 煮为稀粥,早晚服食。

功效:可生津润肺,补益肺气,适用于肺气亏虚,便秘者。

12.决明粥

原料:取决明子 10 g,炒香后水煮取汁,加大米 50 g 煮为稀粥服食。

做法:可明目滋阴,润肠通便,降压降脂,适用于患高血压、高脂血的便秘者。

便秘对人体危害较大,对老年朋友来说,其危害尤其严重。导致便秘的原因有很多,还是需要加强防范的,长期慢性便秘会引起或加重一系列的病症,严重危害健康。因此,饮食调整不能改善便秘症状时,应及早就医,避免引起严重的病症,甚至危及生命。

第七节　贫血的营养与饮食调理

中国患贫血的人口概率高于西方国家,在患贫血的人群中,女性明显高于男性,老人和儿童高于中青年。

老龄人群最常见的贫血类型是缺铁性贫血。导致缺铁性贫血的主要原因是铁元素的摄入不足与吸收障碍以及丢失过多,针对上述病因进行早期干预,在一定程度上能够避免老龄缺铁性贫血的发生与进展。

一、贫血的基本知识

贫血是指单位容积外周血液中血红蛋白浓度（Hb）、红细胞计数（RBC）和血细胞比容（HCT）低于相同年龄、性别和地区正常值低限的一种常见的临床症状。

中国血液病学家认为在中国海平面地区，成年男性 Hb<120 g/L，成年女性（非妊娠）Hb<110 g/L，孕妇 Hb<100 g/L，即为贫血。如表 8-6、8-7、8-8 所示。

表 8-6　平原地区成年人贫血的诊断标准

性别	Hb	RBC	HCT
男	<120 g/L	<4.5×10^{12}/L	0.42
女	<110 g/L	<4.0×10^{12}/L	0.37
孕妇	<100 g/L	<3.5×10^{12}/L	0.3

表 8-7　贫血严重程度的划分标准

分度	血红蛋白浓度 Hb	临床表现
轻度	>90 g/L	症状轻微
中度	60~90 g/L	活动后心悸、气促
重度	30~59 g/L	静息状态下仍感心悸、气促
极重度	<30 g/L	常并发贫血性心脏病

表 8-8　贫血细胞形态学分类

类型	MCV(fl)	MCHC(%)	临床表现
大细胞性贫血	>100	32~35	巨幼细胞性贫血
正常细胞性贫血	80~100	32~35	再障、急性失血性贫血、溶血性贫血
小细胞低色素性贫血	<80	<32	缺铁性贫血、铁粒幼细胞性贫血、珠蛋白生成障碍性贫血

注:平均红细胞容积 MCV;平均红细胞血红蛋白浓度 MCHC。

（一）贫血的病因及分类

临床上常从贫血发病的机制和病因进行分类。

1. 红细胞生成减少性贫血

造血细胞、骨髓造血微环境和造血原料的异常影响红细胞生成,可形成红细胞生成减少性贫血。

(1)造血干祖细胞异常所致贫血。再生障碍性贫血、纯红细胞再生障碍贫血。

(2)造血微环境异常所致贫血。

(3)造血原料不足或利用障碍所致贫血。造血原料是指造血细胞增殖、分化、代谢所必需的物质,如蛋白质、脂类、维生素(叶酸、维生素 B_{12} 等)、微量元素(铁、铜、锌等)等。任一种造血原料不足或利用障碍都可能导致红细胞生成减少。①叶酸或维生素

B₁₂缺乏或利用障碍所致贫血。由于各种生理或病理因素导致机体叶酸或维生素 B₁₂绝对或相对缺乏或利用障碍可引起的巨幼细胞贫血。②缺铁和铁利用障碍性贫血。是临床上最常见的贫血。缺铁和铁利用障碍影响血红素合成,有称该类贫血为血红素合成异常性贫血。该类贫血的红细胞形态变小,中央淡染区扩大,属于小细胞低色素性贫血。

2. 红细胞破坏过多性贫血

(1)红细胞自身异常。膜异常、酶异常、珠蛋白异常、血红素异常。

(2)红细胞周围环境异常。免疫性、血管性、溶血性贫血(HA)。

3. 失血性贫血

根据失血速度分急性和慢性,慢性失血性贫血往往合并缺铁性贫血。

(二)贫血的表现

血红蛋白含量减少,血液携氧能力下降,引起全身各组织和器官缺氧与功能障碍,是导致贫血患者一系列临床表现的病理生理基础。

1. 皮肤黏膜苍白

是贫血最突出的体征,常为患者就诊的主要原因。睑结膜、口唇与口腔黏膜、舌质、甲床及手掌等部位的皮肤颜色检查结果较可靠,但应注意环境温度、人种肤色及人为因素的影响。

2. 骨骼肌肉系统

疲乏、无力为贫血最常见和出现最早的症状。与骨骼肌的氧供应不足有关,但对贫血的诊断缺乏特异性。

3. 神经系统

由于脑组织的缺血缺氧,无氧代谢增强,能量合成减少,患者常出现困倦、头晕、头痛、耳鸣、眼花、失眠多梦、记忆力下降、注意力不集中等症状。

4. 循环系统

心悸、气促、活动后明显加重是贫血患者心血管系统的主要表现。是因为缺氧状态下机体交感神经活性增强,促使心率加快,搏出量增加,血流加速的结果。

5. 呼吸系统

多见于中度以上贫血的患者,主要表现为呼吸加快及程度不同的呼吸困难。

6. 消化系统

凡能引起贫血的消化系统疾病,在贫血前或贫血后同时有原发病的表现。

7. 泌尿生殖系统

慢性重症贫血可出现夜尿增多,低比重尿和轻度蛋白尿;急性重症贫血有效循环容量不足可引起少尿、无尿。

（三）贫血的检查

1. 血常规检查

有无贫血及贫血严重程度,是否伴白细胞或血小板数量的变化。据红细胞参数,即平均红细胞体积(MCV)、平均红细胞血红蛋白量(MCH)及平均红细胞血红蛋白浓度(MCHC)等可对贫血进行红细胞形态分类,为诊断提供相关线索。

2. 骨髓检查

骨髓细胞涂片反映骨髓细胞的增生程度、细胞成分、比例和形态变化。骨髓活检反映骨髓造血组织的结构、增生程度、细胞成分和形态变化。

3. 贫血的发病机制检查

如缺铁性贫血的铁代谢及引起缺铁的原发病检查;巨幼细胞贫血的血清叶酸和维生素 B_{12} 水平测定及导致此类造血原料缺乏的原发病检查;失血性贫血的原发病检查等。

（四）贫血的治疗

1. 治疗原则

（1）对因治疗。通常情况下,贫血只是一个症状,不是一个单一疾病,因此,需要先确定背后的病因,才能进行有效治疗。积极寻找和去除病因是根治贫血的关键。缺铁性贫血补铁及治疗导致缺铁的原发病;巨幼细胞贫血补充叶酸或维生素 B_{12} 等。

（2）对症及支持治疗。目的是短期内改善贫血和恢复有效循环血量,缓解重要器官的缺氧状态及恢复其功能,为对因治疗赢得时间、奠定基础,主要方法是输血,用于重症贫血。

输血主要适应证有:①急性贫血 Hb<80 g/L 或 Hct<0.24;②慢性贫血常规治疗效果欠佳,Hb<60 g/L 或 Hct<0.20 伴缺氧症状;

③老年或合并心肺功能不全的贫血患者。多次输血并发血色病者应予去铁治疗。

2. 营养不良性贫血的治疗

（1）缺铁性贫血的治疗。①病因治疗：是根治缺铁性贫血的关键所在。②补铁治疗：治疗铁剂有无机铁和有机铁两类。

无机铁的不良反应较为明显，以硫酸亚铁为代表；有机铁则包括右旋糖酐铁、富马酸亚铁、多糖铁复合物等，有口服及注射两种剂型。

1）口服铁剂：一般情况首选口服铁剂。治疗剂量应以铁剂口服片中的元素铁含量进行计算，成人每天口服元素铁150~200 mg。

铁剂治疗有效：于用药后1周左右网织红细胞数开始上升，10天左右达到高峰，2周左右血红蛋白开始升高，1~2个月后恢复正常。

为进一步补充体内贮存铁，在血红蛋白恢复正常后仍需继续服用铁剂3~6个月，血清铁蛋白大于正常后停药。

2）注射铁剂：对于口服铁剂后胃肠道反应严重而无法耐受，消化道疾病导致铁吸收障碍，并且要求迅速纠正者，可选用注射剂型。

（2）巨幼红细胞性贫血的治疗。①病因治疗：为巨幼细胞贫血得以有效治疗或根治的关键，如改变不合理饮食结构、烹饪方式，彻底治疗原发病等。②补充性药物治疗：叶酸缺乏者给予叶酸，直至血象完全恢复正常；因胃肠功能紊乱而吸收障碍者，可用四氢叶酸钙肌注。若伴有维生素 B_{12} 缺乏者，单用叶酸治疗可加重神经系统症状，必须同时服用维生素 B_{12}。

二、贫血的饮食调理

贫血患者除了进行必要的治疗以外,还需要注意自己的饮食,因为饮食也是帮助患者恢复健康的重要辅助工具。

（一）贫血的饮食原则

1. 要多食用含铁质丰富的食物

缺铁性贫血是临床上较常见的一种贫血。应多食用含铁质丰富的食物。如动物内脏、蛋黄、瘦肉和豆类等均含有较丰富的铁质;蔬菜中的芹菜、鲜豆角、菠菜、荠菜、芋头、豆芽菜等含铁量较多;水果中的山楂、杏、桃、葡萄、红枣、龙眼等含铁量也高。黑木耳、紫菜、海带、蘑菇、白木耳等含铁量尤为丰富。因此,凡患有缺铁性贫血的人可以经常选择食用。

2. 供给充足的维生素 B_{12} 和叶酸

这两种物质都是红细胞发育中不可缺乏的物质。因此,应多吃含维生素 B_{12} 和叶酸的食物,动物性蛋白如肝、肾、瘦肉等均含有丰富的维生素 B_{12};叶酸则多存在于绿叶蔬菜茶中,平时只要注意多吃动物蛋白和绿叶蔬菜,适当喝茶,就可以提供身体所需要的维生素 B_{12} 和叶酸。

3. 供给足量的蛋白质和各种维生素

患有贫血的老年知识分子,在饮食中应多吃些生理价值高的蛋白质食物,如牛奶、蛋黄、瘦肉、鱼虾、豆类及豆制品等。同时,还要多吃些蔬菜、水果等,以使机体摄入充足的蛋白质和各种维生素。

4. 易于消化

老年人消化功能减退,可选择利于消化吸收的食物。

（二）贫血的饮食搭配

（1）在配餐时在每日充足热量的基础上精心选择富含铁的食物。铁的吸收利用率较高的食物有瘦肉、鱼禽、血、内脏,含血红素铁。吸收率为 10%～20%。其他含非血红素铁的食物有乳蛋、谷类、坚果、干果蔬菜(其中蛋黄为 3%,小麦为 5%)吸收利用率较低,在 10%以下。

（2）注意配备含维生素 C 高的蔬菜如番茄、柿椒、苦瓜、油菜、小白菜等,以利于铁的吸收。

（3）在食用补铁饮食时不要饮茶,以免影响铁的吸收。

（三）贫血的饮食注意事项

（1）饮食营养要合理,食物必须多样化,食谱要广,不应偏食。

（2）忌食辛辣、生冷不易消化的食物。平时可配合滋补食疗以补养身体。

（3）贫血者最好不要多喝茶。食物中的铁是以 3 价胶状氢氧化铁形式进入消化道的。经胃液的作用高价铁转变为低价铁才能被吸收。茶中含有鞣酸,饮茶后易形成不溶性鞣酸铁,从而阻碍了铁的吸收。

（4）牛奶及一些中和胃酸的药物会阻碍铁质的吸收,所以尽量不要和含铁的食物一起食用。

（5）忌吃油炸食物。贫血患者胃肠功能大部分不佳,直接影响机体恢复。油炸食物一方面造成大量营养成分（叶酸、B$_{12}$）被破坏，一方面影响人体消化吸收，致胃肠功能紊乱。

（6）饮食应有规律、有节制，严禁暴饮暴食。

（7）脂肪不可摄入过多，否则会使消化吸收功能降低及抑制造血功能。每日脂肪供给量不应多于70 g，一般以50 g以下为宜，并宜以植物脂肪为主。若贫血患者出现水肿，必须限制食盐的摄入量，可采用少盐、低盐饮食。每天食盐量应控制在5~8 g，最多不超过10 g。

第八节　失眠症的营养与饮食调理

一、失眠症的概述

失眠症指上床后难以入睡且持续时间超过两周，伴有头晕胀痛、心慌心烦等症状，影响正常生活的一种睡眠障碍。失眠是一种临床上常见的疾病症状，由多种因素引起，包括心理因素、精神因素、年龄因素、疾病因素、药物因素、环境因素、生活习惯等，这些因素使人心神失养或心神不安，从而导致经常不能获得正常睡眠。大多数的失眠症患者都会有心绪不宁、抑郁焦躁等症状。

失眠症虽不是大病，却十分令人厌烦，有时甚至给老年人的正常生活带来很大影响。现代社会失眠的人越来越多，尤其是年迈者、吸烟喝酒者、倒班工作者、经常出差者、脑力工作者等。老年人的失眠原因与随着年龄的增加，血管供血不好，大脑神经调节功能减退有关，睡眠质量有所下降。

二、失眠症饮食原则

失眠症状的疗法有药物治疗和食疗。治疗时应首先排除躯体疾病，如前列腺肥大、血糖不稳、高血压等，随后针对老年人情绪问题，空巢综合征尤为常见，应给予一定的心理干预以及适当药物治疗。经研究发现，在日常生活中失眠患者辅以饮食调理，对缓解自身病情是很有帮助的。

平时可注意选取具有补心安神、促进睡眠作用的食物，如核桃、百合、酸枣仁、柏子仁、小米、桑葚、桂圆、莲子、红枣、小麦、牛奶、蜂蜜、猪心、猪肝、阿胶、灵芝等。不喝咖啡或茶水，咖啡具有刺激中枢神经作用，茶叶具有提神益思作用，临睡前避免饮用。晚餐不可过饱，睡前不宜进食和大量饮水，避免因胃肠的刺激而致大脑皮质兴奋，或夜尿增多而致入睡困难。避免食用辛辣刺激性和温燥类食物，如胡椒、辣椒、葱、蒜；少吃油腻、煎炸、熏烤类食品。此外，保持稳定的情绪，也有利于睡眠。睡前喝一杯温牛奶，有助于提高睡眠质量。

食疗助眠、催眠，既安全又无毒副作用。对于经常失眠的患者会很有帮助。营养素中的镁具有镇静作用，睡前可以补充钙镁片，对于加快入眠和提高睡眠质量都有促进作用，还具有补充钙的作用。

失眠的患者在睡前半小时不要再有脑力活动，在安宁的环境中听听柔和优美的音乐，还可以做一些外出散步之类的放松活动，都有助眠作用。空气负离子（负氧离子）对失眠也有较好的缓解和治疗作用。

三、推荐食材

红枣:红枣中所含有黄酮-双-葡萄糖苷 A 有镇静、催眠和降压作用。

黑豆:黑豆含有丰富的维生素,其中 E 族和 B 族维生素含量最高,适合失眠者食用。

核桃:核桃含有锌、镁及维生素 A、维生素 B_1、维生素 B_2、维生素 C、维生素 E 等,具有促进睡眠的功效。

莲子:莲子中含有莲子碱,有养血安神的功效。

小米:小米中所含的色氨酸可以促进五羟色胺及促睡血清素的分泌,这种血清素有安眠的功效。

小麦:小麦中含有维生素 E 和 B 族维生素,有养心安神、益肾的功效,可以辅助治疗因心血不足而出现的失眠、心悸、不安等症状。

芝麻:黑芝麻含有丰富的维生素 E,维生素 E 对人的基础代谢、心智调节有很大影响,常食有助于改善睡眠质量。

四、失眠症的食疗食谱

（一）酸枣粥

原料:酸枣 50 g,熟地黄 10 g,大米 150 g。

制法:

(1)大米淘洗干净,酸枣仁微炒之后捣成末。

（2）将酸枣末与熟地黄一起煎煮取汁,在药汁中加入大米煮粥。

用法:空腹食用。

功效:补心安神、养阴益肝。

（二）小米枣仁粥

原料:小米 100 g,酸枣仁 20 g。

制法:

（1）小米淘洗干净,酸枣仁研磨待用。

（2）将小米加适量水,煮成粥,待粥将熟时,撒入酸枣仁末,搅匀,温热后即可。

用法:每日早、晚食用。

功效:补脾润燥、宁心安神。

（三）小麦红枣桂圆粥

原料:小麦 100 g,红枣 10 枚,桂圆肉 20 g,糯米 100 g,白糖适量。

制法:

（1）小麦、糯米分别淘洗干净;红枣去核、洗净;桂圆肉切碎。

（2）将小麦加入热水泡胀,倒入锅中,加水煮熟,取汁水,加入糯米、红枣、桂圆肉,用大火煮沸后改小火煮成稀粥,加入白糖即可。

用法:每日早、晚食用。

功效:清热除烦、利尿止渴。

第九节　阿尔茨海默病的营养与饮食调理

阿尔茨海默病(AD)是一种起病隐匿的进行性发展的神经系统退行性疾病。临床上以记忆障碍、失语、失用、失认、视空间技能损害、执行功能障碍以及人格和行为改变等全面性痴呆表现为特征,病因迄今未明。65岁以前发病者称早老性痴呆;65岁以后发病者称老年性痴呆。

目前,随着我国社会经济的发展和人口老龄化进程的加速,阿尔茨海默病发病率、患病率及死亡率持续增高,给居民和社会带来的经济负担日渐加重。

一、阿尔茨海默病的基本知识

(一)阿尔茨海默病的病因

1. 脑变性疾病(45%)

脑变性疾病引起的痴呆有许多种,以阿尔茨海默病性痴呆最为多见,在老年前期发病的又叫作早老性痴呆,发病缓慢,进行性加重。

2. 脑血管病(15%)

最常见的有多发性脑梗死性痴呆,是由于一系列多次的轻微脑缺血发作,多次积累造成脑实质性梗死所引起。此外,皮质下血管性痴呆、急性发作性脑血管性痴呆可以在一系列脑出血,脑栓塞引起的脑卒中之后迅速发展成痴呆,少数也可由一次大面积的脑梗死引起。

3. 遗传因素(25%)

阿尔茨海默症患者的后代有更大概率患上此病,有人认为是多基因常染色体隐性遗传,且遗传作用可受环境因素和遗传因子的突变所制约,以致中断其遗传作用。

4. 其他

(1)内分泌疾患:如甲状腺功能低下和副甲状腺功能低下。

(2)营养及代谢障碍:由于营养及代谢障碍造成了脑组织及其功能受损而导致痴呆,如各种脏器引起的脑病,像肾性脑病、肝性脑病等;营养严重缺乏,如维生素 B_1、B_{12} 以及烟酸、叶酸缺乏症;血管病变如糖尿病及高脂血症引起大中动脉血管发生动脉粥样硬化、小血管及微血管基底膜增厚等。

(3)肿瘤:恶性肿瘤引起代谢紊乱可导致痴呆,脑肿瘤也可直接损伤脑组织导致痴呆。

(4)药物及其他物质中毒:酗酒、慢性酒精中毒;长期接触铝、汞、金、银、砷及铅等,防护不善而致的慢性中毒;一氧化碳中毒等都是常见的导致痴呆的原因之一。

(5)艾滋病:老年人患艾滋病早期即可出现进行性痴呆,并已证明是中枢神经系统可以直接感染人免疫缺陷病毒(HIV)。

(6)梅毒:梅毒螺旋体可以侵犯大脑,产生精神和神经症状,最后导致麻痹以及日益加重的智力减退和个性变化。

(7)脑外伤、癫痫的持续发作以及正常压力脑积水等原因均可引起阿尔茨海默症。

此外，老年人长期情绪抑郁，离群独居，丧偶，文盲，低语言水平，缺乏体力及脑力锻炼等，也可加快脑衰老的进程，诱发阿尔茨海默症。

（二）阿尔茨海默病的表现

本病起病缓慢或隐匿。多见于70岁以上老人，少数患者在躯体疾病、骨折或精神受到刺激后症状迅速明朗化。女性较男性多。主要表现为认知功能下降、精神症状和行为障碍、日常生活能力逐渐下降。

1. 记忆障碍

老年性痴呆发病最初的症状是记忆障碍，主要表现为近期记忆的健忘，如同一内容向他述说几遍后转眼即忘，东西刚放置好的就忘掉所放的位置，而对过去的，曾有深刻印象的事件，如过去参加过的某种活动、失去的亲人等则记忆较好，即所谓远期记忆保持较好。但随着疾病发展，远期记忆也会逐渐丧失，甚至会出现错构、虚构及妄想，可把过去发生的事情说成是现在发生的，把几件互不关联的事情串在一起，张冠李戴，甚至会从头到尾地述说一件根本没有发生过的事情等，记忆障碍最严重时，连自己的亲人甚至是镜子或照片中的自己也不认识。

2. 对时间和地点的定向力逐渐丧失

不知道日期，不清楚自己在何地，出门就找不到家等。

3. 计算能力障碍

轻者计算速度明显变慢，不能完成稍复杂的计算，或者发生极明显的错误,严重时连简单的加减计算也无法进行,甚至丧失数的概念。

4.理解力和判断力下降

表现为对周围的事物不能正确地理解,直接影响对事物的推理和判断,不能正确地处理问题。

5.语言障碍

轻者说话啰唆,内容重复、杂乱无章,重者答非所问,令人无法理解;或自言自语,内容支离破碎,或者缄默少语,丧失阅读能力。

6.思维情感障碍

思维常出现片断性,大事忽略,琐事纠缠,同时伴有情感迟钝,对人淡漠,逐渐发展为完全茫然、无表情;或小儿样欣快症状;有的则出现幻觉:幻听、幻视等;有的出现片断妄想:嫉妒妄想、被偷窃妄想、被害妄想等。

7.个性和人格改变

多数表现为自私、主观,或急躁易怒、不理智,或焦虑、多疑。部分人表现为性格孤僻,对周围事物不感兴趣,与发病前相比判若两人。

8.行为障碍

早期表现为以遗忘为主的行为障碍,中期多表现为与思维判断障碍和个性人格改变相关的行为异常,如不分昼夜,四处游走,吵闹不休;不知冷暖,不知饥饱,衣着紊乱;不讲卫生,不辨秽洁,甚至玩弄便溺;不识尊卑,不分男女,甚至有性欲亢进的倾向。

9. 行动障碍

动作迟缓,走路不稳,偏瘫,甚至卧床不起,大小便失禁,不能自主饮食,终至死亡。

(三)阿尔茨海默病的检查

1. 神经心理学测验

(1)简易精神量表(MMSE)。内容简练,测定时间短,易被老人接受,是目前临床上测查本病智能损害程度最常见的量表。

(2)日常生活能力评估。如日常生活能力评估(ADL)量表可用于评定患者日常生活功能损害程度。

(3)行为和精神症状(BPSD)的评估。包括阿尔茨海默病行为病理评定量表(BEHAVE-AD)、神经精神症状问卷(NPI)等,常需要根据知情者提供的信息基线评测,不仅发现症状的有无,还能够评价症状频率、严重程度、对照料者造成的负担,重复评估还能监测治疗效果

2. 血液学检查

主要用于发现存在的伴随疾病或并发症、发现潜在的危险因素、排除其他病因所致痴呆。包括血常规、血糖、血电解质包括血钙、肾功能和肝功能、维生素 B_{12}、叶酸水平、甲状腺素等指标。

3. 神经影像学检查

结构影像学用于排除其他潜在疾病和发现 AD 的特异性影像学表现。

4. 脑电图(EEG)

AD 的 EEG 表现为 α 波减少、θ 波增高、平均频率降低的特征。EEG 用于 AD 的鉴别诊断,可提供朊蛋白病的早期证据,或提示可能存在中毒-代谢异常、暂时性癫痫性失忆或其他癫痫疾病。

5. 脑脊液检测

脑脊液细胞计数、蛋白质、葡萄糖和蛋白电泳分析:血管炎、感染或脱髓鞘疾病疑似者应进行检测。

6. 基因检测

可为诊断提供参考。

(四)阿尔茨海默病的预防

预防阿尔茨海默病主要从以下八个方面进行。

(1)饮食均衡,避免摄取过多的盐分及动物性脂肪、蛋白质、食物纤维、维生素、矿物质等要均衡摄取。

(2)适度运动,维持腰部及脚的强壮,手的运动也很重要。常做一些复杂精巧的手工会促进脑的活力,做菜,写日记,吹奏乐器,画画等有预防痴呆的效果。

(3)避免过度喝酒、抽烟,生活有规律。

(4)预防动脉硬化,高血压和肥胖等生活习惯病,早发现,早治疗。

(5)小心别跌倒,头部摔伤会导致痴呆,高龄者必要时应使用拐杖。老年人应该多做些感兴趣的事及参加公益活动、社会活动等来强化脑部神经。

（6）要积极用脑,预防脑力衰退,即使在看电视连续剧时,随时说出自己的感想便可以达到活用脑力的目的,读书、下棋、写日记等都是简单而有助于脑力的方法。

（7）随时对人付出关心,保持良好的人际关系,找到自己的生存价值。

（8）保持年轻心态,适当打扮自己。

（五）阿尔茨海默病的治疗

1. 对症治疗目的是控制伴发的精神病理症状

（1）抗焦虑药:如有焦虑、激越、失眠症状,可考虑用短效苯二氮卓类药。增加白天活动有时比服安眠药更有效。及时处理其他可诱发或加剧患者焦虑和失眠的躯体病。

（2）抗抑郁药:AD 患者中约 20%～50%有抑郁症状。抑郁症状较轻且历时短暂者,应先予劝导、心理治疗、社会支持、环境改善即可缓解。必要时可加用抗抑郁药。

（3）抗精神病药:有助于控制患者的行为紊乱、激越、攻击性和幻觉与妄想。

2. 益智药或改善认知功能的药

目的在于改善认知功能,延缓疾病进展。这类药物对认知功能和行为都有一定改善,认知功能评分也有所提高。按益智药的药理作用可分为作用于神经递质的药物、脑血管扩张剂、促脑代谢药等类,各类之间的作用又互有交叉。

二、阿尔茨海默病的饮食调理

阿尔茨海默病患者合并有不同程度的营养障碍，改善其饮食营养结构，可提高生存质量。"能吃饭、吃好饭"，对阿尔茨海默病老人是一项重要的生活内容。

（一）阿尔茨海默病的饮食原则

（1）可适当补充营养丰富的食物，如桂圆大枣汤、瘦肉、鸡蛋、鱼等；而对那些形体肥胖者，则宜给予清淡饮食，多食新鲜蔬菜、水果，如芹菜、豆芽、黄瓜、香蕉、橘子等。

（2）要常吃富含胆碱、维生素 B_{12} 的食物，如豆制品、蛋类、花生、核桃、鱼类、肉类、燕麦、小米、海带、红腐乳、臭豆腐、大白菜和萝卜等。因为乙酰胆碱有增强记忆力的作用，而乙酰胆碱都是由胆碱合成的。因此，应多吃一些富含胆碱的食物。

（二）阿尔茨海默病的饮食指导

1. 饮食搭配安排一条"主线"

饮食搭配要科学每日固定 3~5 种主要食物，比如早餐可安排鸡蛋和麦片，午餐用虾肉（或鱼肉）和绿叶菜，晚餐吃杂粮、米粥或软面条，既让老人有熟悉感和节奏感，又能保证营养均衡。饮食搭配可选取 20% 的鱼、禽、蛋、肉等，40% 的新鲜蔬果（包含 15 g 左右的坚果），再加上 20% 的谷物（最好有一些全谷物），最后辅以 20% 的奶类和豆制品。

2. 改变食物风味

患病老人食欲下降，可尝试改变食物的风味，多使用风味独特的食材,比如彩椒、芹菜、番茄、橄榄、葱、蒜、柑橘类水果或成熟的酸甜浆果等。对于高龄老人,经医生评估可适当取消烹调限制,如限盐、忌糖、少油等。以恢复进餐的味觉体验,增添愉悦感。寻找老人过去熟悉的食物、做法或味道,如老人爱吃红烧肉,在没有严格禁忌的情况下可适当添加甜味,提升其进餐幸福感。

3. 提升饮食享受的技巧

提升饮食的享受感,"高颜值"食物能提高老人的视觉享受。将食物放在有简单图案或纯色的盘子里,有助于老人看清食物并记住其位置。用餐前让老人闻到厨房烹饪的香味,调动食欲。也可以把不同大小、形状和纹理的食物搭配在一起,但这不太适于有吞咽障碍的老人;鼓励老人充分咀嚼,以释放出食物的风味分子;不要催促老人进餐,允许剩饭,吃不饱可以加餐。

4. 制备可抓取的食物,以保持进餐自主性

如果老人双手颤抖,或失去部分运动协调能力,使用餐具会增加其压力和焦虑,可让其用手抓取食物。这类食物要制成形状齐整的小块,最好半口大小,并注意收汁,避免粉质或松散。胡萝卜、土豆、红薯、南瓜等根茎类蔬菜可切成条块状,香蕉、苹果、梨等水果可切块或切条后蒸软,馒头、面包等主食也要做成半口大小。

(三)阿尔茨海默病的饮食注意事项

1. 控制食量

饮食过度或不足可引起胃肠道不适、出血,甚至穿孔。

2. 避免诱发或加重病情的成分

注意限制饱和脂肪和氢化植物油;如果口服补充剂,选择不含

铁剂和铜剂的,以免加速大脑衰老;虽然铝剂对阿尔茨海默病的影响仍在研究,但还是尽量避免使用铝制器具、泡打粉等,降低铝的摄入。

3. 吞咽障碍

包括吞咽过程异常,不能安全有效地把食物输送到胃里,从而导致患者无法摄取足够的营养和水分,调整饮食避免吞咽障碍。存在吞咽障碍的老人,应按照严重程度及阶段调整食物的性状(黏度、硬度、体积),并兼顾食物的色、香、味和温度等。老人的咀嚼功能正常时,不要过早地使用糊状食物,以锻炼老人的咀嚼功能,但仍需观察并记录出现呛咳的情况,以及当时的食物性状,以便及时调整。

4. 使用辅助餐具进食

一般性状的食物勺子不宜太深;糊状均质食物适合较深的勺子,可减少食物洒出。市面上也有专门的稳定餐勺,角度可自行弯曲;硅胶或实木餐具隔热又防摔,安全性较高;带固定吸盘的硅胶餐具还可帮助老人稳定进餐;密胺餐具结实轻便,但不防烫。

5. 用餐结束后

注意检查老人的口腔,确保食物已全部咽下,尤其是饭后喜欢睡觉的老人。对中重度失能老人,可轻拍后背,促进排出胃部空气,防止返吐、胀气等不适。照护者要注重老人的口腔清洁和护理,这对于维持食欲也有很大帮助。

第十节 恶性肿瘤的营养与饮食调理

一、恶性肿瘤的概述

恶性肿瘤是指机体在致瘤因素的作用下,局部组织异常增生而形成的新生物,一般表现局部肿块。异常增生的细胞具有异常的形态、代谢和功能,在不同程度上失去分化成熟的能力。由于自我控制机制被破坏,所以会无控制地增生。肿瘤细胞可以不受约束地向周围扩散,由一个器官扩散到其他器官。恶性肿瘤的早期无明显症状或症状轻微不典型,但会出现一些征兆,如肿块、吞咽困难、久治不愈的溃疡、大便出血、便秘、痣颜色改变、疲劳、体重突然减轻、尿血、排尿困难、月经改变、脸色苍白等。

恶性肿瘤是目前危害人类健康最严重的疾病之一,老年肿瘤本质上与其他年龄段的肿瘤并无差异,因生理特征是机体实质脏器的萎缩和功能降低,免疫力下降,更易患感染、肿瘤、自身免疫性疾病,老年人身体衰老虚弱,或患心脑基础疾病,会表现出非特异肿瘤症状,导致漏诊、误诊。老年肿瘤患者骨髓储备及胃肠功能较脆弱,放化疗耐受性差,不能耐受强效治疗,亦不能耐受手术治疗。又因为老年人基础代谢低,肿瘤进展慢,肿瘤转移率也必将低,加强营养和饮食调理,使身体达到一种相对稳定和平衡的状态,有望实现"带瘤生存"的稳定阶段。通过营养治疗,满足患者机体需要,改善营养状况,增强免疫功能,对提高患者对手术、放疗、化疗的耐受力也非常重要。

形成恶性肿瘤的原因有很多种,多数恶性肿瘤是环境因素和遗传因素相互作用的结果。环境因素包括膳食结构、生活方式和致癌物,致癌物质主要有黄曲霉毒素、4-苯并芘、亚硝胺等,吸烟、酗酒、高脂饮食、常接触射线和精神因素均会引起某些恶性肿瘤的发生。遗传是其发病主要因素的恶性肿瘤,如食管癌、胃癌、乳腺癌和白血病等。

二、恶性肿瘤的预防措施

恶性肿瘤是人类健康的最大敌人,每年都有很多人因此而死去。由于老年肿瘤的特殊性,对可能是肿瘤的早期症状保持警惕,定期体检,早发现潜在肿瘤病症,老年人出现身体不适,及早到医院诊治。大多数癌症是可以预防的,主要从可控因素做起,通过科学营养和健康的生活方面进行预防。

(1)养成规律生活的习惯。生活不规律的人,如彻夜打麻将、看电子产品等,睡眠不足会加重体质酸化,易患恶性肿瘤。用良好的心态应对压力,压力是很重要诱因,中医认为压力导致身体过劳体虚而引起免疫力下降、内分泌失调,体内代谢紊乱,导致体内沉积酸性物质;加强体育锻炼,增强体质,户外阳光下运动,多出汗可排出体内酸性物质,避免形成酸性体质。体育锻炼一定要每天坚持,保证约 1 小时的快走或类似的运动量,每周至少还要进行 1 小时出汗的有氧运动。还要注意劳逸结合,不要过度疲劳。养成良好的生活习惯,使各种恶性肿瘤远离自己。

（2）合理安排饮食。饮食因素在众多危险因素中位居首位，多吃植物性食物，彩色的蔬菜和水果中含有丰富的抗氧化剂，能够对抗人体氧化反应导致的细胞损伤；同时蔬菜水果体积大、能量密度低，有助于维持适宜的体重，研究发现通过多选择蔬菜水果控制体重的生活方式改变，能够预防近三分之二癌症的发生。每天要吃5种以上果蔬，且常年坚持，才有持续防癌作用。每天吃各种谷物、薯类、植物类根茎，建议成年人每天摄入主食200～400 g，其中最好有40%来源于粗粮杂豆和薯类，因其中含有对健康有益的维生素及膳食纤维。结肠癌的高发生率与其膳食纤维摄入过低有着密切的关系，提高膳食纤维摄入量后其结肠癌发病率会明显下降，而各类粗粮杂豆是膳食纤维最丰富的来源。天然食物是维生素、微量元素和植物化合物的最安全的来源，不会对人体产生任何的伤害，食物中含有各类营养素，彼此之间的相互协同作用才能达到最大限度地清除诱发癌症的不良因素，加工越少的食物越好。少吃或不吃精制糖。

（3）每天吃红肉（即牛、羊、猪肉）应低于90 g。最好是吃鱼和家禽等白肉来替代红肉。少吃高脂食物，特别是动物性脂肪。选择合适的植物油，并控制总量。每天摄入盐的量应小于5 g。少吃腌制食物。不吃可能受真菌毒素污染的食物。烧焦的食物、烧烤、熏肉只能偶尔食用。

三、恶性肿瘤的营养与饮食指导

肿瘤患者营养治疗,以满足机体需要,改善营养状况,提高患者对手术、放疗、化疗的耐受力。

能量供给要适量,过多引起肥胖,过少加重营养不良。能量的多少以能使患者保持理想体重为宜。蛋白质供给量要充足,以满足损伤组织修复的需要,可以按 1.5~2 g/(kg·d)其中优质蛋白应在 50%以上。脂肪供给量适当限制,应在 30 g 以下,其中饱和脂肪酸、单不饱和脂肪酸和多不饱和脂肪酸比例为1:1:1。供给足够碳水化合物可以改善营养状况,减少蛋白质的消耗,保证蛋白质的充分利用。若胃肠道条件允许,多选用优质碳水化合物,如谷薯类、南瓜、山药、芋头、小米、糙米等都作为主食,减少精米精面的摄入。根据实验室检测结果,维生素和矿物质缺乏应及时补充和调整,若膳食不能满足需要,可给予相应膳食补充剂。维生素 A、C、E、K 和 B 族维生素,矿物质钙、镁、硒具有防癌、抗癌作用,应足量补充,碘、锌、铁过高或者过低均会增加患恶性肿瘤的风险。

有些食物含特色物质,具有很强的防癌、抑癌作用。金针菇、灵芝、海参、香菇、木耳中含有多糖类物质,人参中含有蛋白质合成促成因子、大豆中的异黄酮、四季豆的植物红细胞凝集素、茄子中的龙葵碱等,适量供给有利于抗癌。大蒜中含有大蒜素和硒,具有抗癌作用。

四、恶性肿瘤的推荐食材

（1）小麦：小麦具有养心安神，益肾，除热的功效，更年期女性多进食全麦食品可降低雌激素的水平，起到预防乳腺癌的作用。

（2）玉米：玉米中含有硒和镁两种微量元素，可以抑制恶性肿瘤的生长。玉米中还有一种名为"谷胱甘肽"的抗癌因子，能使致癌物质丧失毒性。

（3）红薯：红薯中含有大量的黏蛋白多糖、膳食纤维、多种维生素、花青素以及微量元素，有抗癌作用。

（4）杏仁：杏仁中的苦杏仁苷，具有抑制黄曲霉毒素和杂色真菌生长的作用，还能间接增强白细胞吞噬功能，达到抗癌防癌的效果。

（5）薏米：薏米中有效抗癌成分是硒元素，能有效抑制癌细胞的增殖，对治疗胃癌、子宫颈癌有辅助作用。

（6）刀豆：刀豆含刀豆赤霉素和刀豆血球凝集素，能刺激淋巴细胞转变成淋巴母细胞，具有抗肿瘤作用。

（7）扁豆：扁豆中含有血球凝集素，具有消退肿瘤的作用。可提高鼻咽癌患者的淋巴细胞转化率。

（8）蚕豆：蚕豆对预防肠癌有作用。

（9）核桃：核桃富含不饱和脂肪酸、各种维生素和钙、磷、锰、镁等矿物质元素，有增强体质、防癌的功效。

（10）芋头：芋头含有一种黏液蛋白，被人体吸收后能产生免疫球蛋白，可以提高机体的抵抗力，对人体的"痈肿毒瘤"包括癌毒等有抑制消解的作用,可防治肿瘤。

(11)红枣:含有丰富的环磷酸腺苷、儿茶酸,具有独特的防癌降压功效。

第十一节 高尿酸血症和痛风的营养与饮食调理

尿酸是人类嘌呤化合物的终末代谢产物。嘌呤代谢紊乱可致高尿酸血症。本病患病与遗传、性别、年龄、生活方式、饮食习惯、药物治疗和经济发展程度等相关。根据近年各地的报道,目前我国约有高尿酸血症者 1.2 亿,约占总人口的 10%,发病主要人群为中老年男性和绝经后女性,但近年来有年轻化趋势。

一、高尿酸血症和痛风的基本知识

高尿酸血症临床上分为原发性和继发性两大类,前者多由先天性嘌呤代谢异常引起,常与肥胖、糖脂代谢紊乱、高血压、动脉硬化和冠心病等相伴发生,后者则由某些系统性疾病或者药物所致。部分患者可以发展为痛风,出现急性关节炎、痛风肾和痛风石等。

(一)高尿酸血症的病因

高尿酸血症常因体内尿酸生成过多和(或)排泄过少引起。

1. 原发性高尿酸血症

(1)尿酸排泄减少。

(2)尿酸生成过多。

2. 继发性高尿酸血症

肾尿酸排泄减少;尿酸产生过多;高嘌呤饮食。

(二) 高尿酸血症的表现

无症状高尿酸血症是指患者仅有高尿酸血症(男性>420 μmol/L、女性血尿酸>360 μmol/L)而无关节炎、痛风石等临床症状。可在体检时,偶然发现尿酸值偏高。

1. 高尿酸血症与痛风

高尿酸血症是痛风发病的生化基础,只有尿酸盐在机体组织中沉积下来造成损害才出现痛风。血尿酸水平越高,发生痛风的可能性越大。

急性痛风性关节炎发病前无任何先兆,暴食高嘌呤食物或过度饮酒、手术、疲劳均能诱发痛风急性发作,夜间突然发作的急性单关节或多关节疼痛通常是首发症状,疼痛进行性加重,呈剧痛,有肿胀,局部发热、发红及明显触痛等,大趾的跖趾关节累及最常见(足痛风),足弓、踝关节、膝关节、腕关节和肘关节等部位也较常见,全身表现包括发热、寒战及白细胞增多。

(1)无症状期:主要表现为血尿酸持续或波动性增高,只有在发生关节炎时才称为痛风。

(2)急性关节炎发作期:是原发性痛风最常见的首发症状,好发于下肢关节,以拇趾及第一跖趾关节为多见,初发时为单关节炎症,反复发作则受累关节增多。

（3）间歇期:痛风发作持续数天至数周可自然缓解,不留后遗症而完全恢复,而后出现无症状阶段,称为急性发作间歇期,可再发作。

（4）痛风石及慢性关节炎期:未经治疗或治疗不佳的患者,尿酸盐结晶可沉积在软骨、肌腱、滑囊液和软组织中形成痛风石,痛风石为本期的常见表现,常发生于耳轮,前臂伸侧,跖趾,手指,肘部等处,病情进展尿酸盐在关节内沉积增多,炎症反复发作进入慢性阶段,关节骨质侵蚀及周围组织纤维化,关节僵硬畸形,严重影响关节功能。

2. 高尿酸血症与高血压

血尿酸是高血压发病的独立危险因素,血尿酸水平每增高59.5 μmol/L,高血压发病相对危险增高25%。原发性高血压患者90%合并高尿酸血症。

3. 高尿酸血症与糖尿病

长期高尿酸血症与糖耐量异常和糖尿病发病具有因果关系。

4. 高尿酸血症与代谢异常综合征

代谢异常综合征的胰岛素抵抗可使血尿酸生成增加,同时通过增加肾脏对尿酸的重吸收直接导致高尿酸血症。代谢异常综合征患者中70%同时合并高尿酸血症。

5. 高尿酸血症与冠心病

血尿酸超过357 μmol/L 是冠心病的独立危险因素;血尿酸超过416.5 μmol/L 是脑卒中的独立危险因素。

6. 高尿酸血症与肾脏损害

尿酸结晶沉积导致肾小动脉和慢性间质炎症,可使肾损害加重,此外,尿酸可直接使肾小球入球小动脉发生微血管病变,导致慢性肾脏疾病。

(三) 高尿酸血症的检查

1. 血尿酸测定

正常男性为 150~380 μmol/L,女性为 100~300 μmol/L,更年期后接近男性。但血尿酸存在较大波动,应反复监测。

2. 尿尿酸测定

限制嘌呤饮食 5 天后,每日尿酸排出量超过 3.57 μmol/L,即可认为尿酸生成增多。

3. 滑囊液或痛风石内容物检查

偏振光显微镜下可见针形尿酸盐结晶。

4. X 线检查

可见关节损害。

5. 电子计算机 X 线体层显像(CT)与磁共振显像(MRI)检查

CT 扫描可见受累部位不均匀的斑点状高密度痛风石影像;MRI 加权图像可见斑点状低信号。

(四) 高尿酸血症的防治

高尿酸血症与痛风的防治目标为:①降低血尿酸浓度,预防尿酸盐沉积;②迅速终止急性关节炎的发作;③防止尿酸结石的形成和肾功能损害的发生。

1. 一般治疗

控制饮食总热量;限制饮酒和减少高嘌呤食物(如心、肝、肾等)的摄入;保持每天饮水 2000 mL 以上,以增加尿酸的排泄;慎用抑制尿酸排泄的药物如噻嗪类利尿药等;避免诱发因素和积极治疗相关疾病等;在白血病等化疗或放疗时要严密监测血尿酸水平。

2. 高尿酸血症的治疗

(1)排尿酸药:抑制近端肾小管对尿酸盐的重吸收,从而增加尿酸的排泄,降低尿酸水平,适合肾功能良好者;用药期间应多饮水,并服碳酸氢钠 3~6 g/d;应从小剂量开始逐步递增。常用药物:①苯溴马隆;②丙磺舒。

(2)抑制尿酸生成药物:别嘌醇通过抑制黄嘌呤氧化酶,使尿酸的生成减少,适用于尿酸生成过多或不适合使用排尿酸药物者。与排尿酸药合用效果更好。

(3)碱性药物:碳酸氢钠可碱化尿液,使尿酸不易在尿中积聚形成结晶,但长期大量服用可致代谢性碱中毒,并可因钠负荷过高引起水肿。

3. 急性痛风性关节炎期的治疗

绝对卧床,抬高患肢,避免负重,迅速给秋水仙碱,越早用药疗效越好。

(1)秋水仙碱治疗:急性痛风性关节炎的特效药物。

(2)非甾体抗炎药:活动性消化性溃疡、消化道出血为禁忌证。常用药物:①吲哚美辛;②双氯芬酸;③布洛芬。禁止同时服用两种或多种非甾体抗炎药,否则会加重不良反应。

（3）糖皮质激素：上述药物治疗无效或不能使用秋水仙碱和非甾体抗炎药时，可考虑使用糖皮质激素短程治疗，如泼尼松等。可同时口服秋水仙碱。该类药物的特点是起效快、缓解率高，但停药后易出现症状"反跳"。

4.发作间歇期和慢性期的处理

主要是维持血尿酸的正常水平（见高尿酸血症的治），较大痛风石或经皮溃破者可手术剔除。

5.其他

继发性高尿酸血症的治疗原则是：①积极治疗原发病；②避免或减少使用可能引发和（或）加重高尿酸血症的药物和方法；③快速控制急性痛风性关节炎的发作。

高尿酸血症和痛风常与代谢综合征伴发，应积极行降压、降脂、减重及改善胰岛素抵抗等综合治疗。

二、高尿酸血症和痛风的饮食调理

（一）高尿酸血症的饮食原则

1.限制总能量，保持适宜体重

肥胖是高尿酸血症及痛风的发病因素之一。高尿酸血症的发生与体重、体质指数、腰臀比等呈正相关，对于超重及肥胖患者应注意限制总能量摄入达到并保持适宜体重。减轻体重应循序渐进，体重减轻速度以每月减少0.5~1 kg为宜。

2. 控制食物中嘌呤摄入量

饮食治疗可有效降低血尿酸浓度。控制食物嘌呤摄入量对高尿酸血症及痛风患者管理十分必要，限制嘌呤摄入量可大大减少急性痛风性关节炎的发作。高尿酸血症及痛风患者应长期限制膳食中的嘌呤摄入量，但须根据患者的病情轻重、所处病期、有无并发症等区别对待。

3. 适量碳水化合物

摄入足够的碳水化合物，可防止脂肪组织分解及产生酮体，并有利于尿酸盐排泄。但同时应尽量减少果糖摄入。

此外，还应该注意低脂饮食，避免食用辣椒、胡椒、芥末等刺激性调味品；避免饮酒尤其是啤酒；肉类食物烹调前应先加热煮沸，弃烫后再行烹调。同时应摄入足够的维生素如 B 族维生素和维生素 C 以及钾、钙、镁等矿物质，保证每日摄入足量的水分。

（二）高尿酸血症的饮食指导

食物中嘌呤含量差距较大，通常将食物按嘌呤含量分为三类。

1. 可吃的低嘌呤食物

（1）主食类：米（大米、玉米、小米、糯米等）、麦（大麦、小麦、燕麦、荞麦、麦片等）、面类制品（精白粉、富强粉、面条、玉米面、馒头、面包、饼干、蛋糕）、苏打饼干、黄油小点心、淀粉、高粱、通心粉、马铃薯（土豆）、甘薯、山芋、冬粉、荸荠等。

（2）奶类：鲜奶、炼乳、奶酪、酸奶、麦乳精、奶粉、冰激凌等。

（3）肉类与蛋类：鸡蛋、鸭蛋、皮蛋、猪血、鸭血、鸡血、鹅血等。

（4）蔬菜类：白菜、卷心菜、莴苣（莴笋）、苋菜、雪里蕻、茼蒿、芹菜、芥菜叶、水瓮菜、韭菜、韭黄、番茄、茄子、瓜类（黄瓜、冬瓜、丝瓜、南瓜、胡瓜、苦瓜等）、萝卜（包括胡萝卜、萝卜干等）、甘蓝、甘蓝菜、葫芦、青椒、洋葱、葱、蒜、姜、木耳、榨菜、辣椒等。

（5）水果类：苹果、香蕉、红枣、黑枣、梨、杧果、橘子、橙、柠檬、葡萄、石榴、枇杷、菠萝、桃子、李子、金橘、西瓜、木瓜。

（6）饮料：苏打水、可乐、汽水、矿泉水、茶、果汁、咖啡、巧克力、可可、果冻等。

（7）其他：西红柿酱、花生酱、果酱、酱油、冬瓜糖、蜂蜜、泡茶、咸菜。油脂类（瓜子、植物油、黄油、奶油、杏仁、核桃、榛子）、薏苡仁、干果、糖、蜂蜜、海蜇、海藻、动物胶或琼脂制的点心及调味品。

2. 宜限量的中等嘌呤食物

（1）豆类及其制品：豆制品（豆腐、豆腐干、乳豆腐、豆奶、豆浆）、干豆类（绿豆、红豆、黑豆、蚕豆）、豆苗、黄豆芽。

（2）肉类：鸡肉、鸭肉、鹅肉、鸽肉、鹌鹑、猪肉、猪皮、牛肉、羊肉、狗肉、鹿肉、兔肉。

（3）水产类：草鱼、鲤鱼、鳕鱼、比目鱼、鲈鱼、梭鱼、刀鱼、螃蟹、鳗鱼、鳝鱼、香螺、红绘、鲍鱼、鱼丸、鱼翅。

（4）蔬菜类：菠菜、笋（冬笋、芦笋、笋干）、豆类（四季豆、青豆、菜豆、豇豆、豌豆）、海带、金针、银耳、蘑菇、菜花、龙须菜。

（5）油脂类及其他：花生、腰果、芝麻、栗子、莲子、杏仁。

3. 禁忌的高嘌呤食物

（1）豆类及蔬菜类：黄豆、扁豆、紫菜、香菇。

（2）肉类：肝（猪肝、牛肝、鸡肝、鸭肝、鹅肝）、肠（猪肠、牛肠、鸡肠、鸭肠、鹅肠）、心（猪心、牛心、鸡心、鸭心、鹅心）、肚与胃（猪肝、牛肝、鸡胃、鸭胃、鹅胃）、肾（猪肾、牛肾）、肺脑、胰、肉脯、浓肉汁、肉馅等。

（3）水产类：鱼类（鱼皮、鱼卵、鱼干、沙丁鱼、凤尾鱼、鲭鱼、鲢鱼、乌鱼、鲨鱼、带鱼、吻仔鱼、海鳗、鳊鱼干、鲳鱼）、贝壳类（蛤蜊、牡蛎、蛤子、蚝、淡菜、干贝）、虾类（草虾、金钩虾、小虾、虾米）、海参。

（4）其他：酵母粉、各种酒类（尤其是啤酒）。

4. 不同时期痛风膳食选择

（1）急性痛风发作期的食物选择：禁食一切肉类及含嘌呤丰富的食物，选择嘌呤含量很少的食物，可选择牛奶、鸡蛋、精制面粉、蔬菜、适量水果及大量饮水。

（2）缓解期的食物选择：可在全天蛋白质摄入量范围内，选择全蛋一只、瘦肉、禽肉类、鱼虾合计每日小于 100 g，同时注意采用肉类焯烫的烹调方法减少嘌呤摄入。严禁单次摄入大量高嘌呤食物。

附 录

附录 1 常见食物营养成分含量（五谷杂粮）

食物	糖	蛋白质	脂肪	维生素						矿物质				膳食纤维	胆固醇	能量
				A	E	C	叶酸	B6	B12	钙	铁	钾	锌			
大米	76.3	7.3	0.3		0.49	7.3	2.2	1.5	19.1	7	1.5	103	1.1	0.8		337
小米	76	9.7	3.5	12	4.1		33	0.45	68.5	29	4.7	285	3.7	1.7		374
小麦	78	12	1.5	15	0.8		7.2	0.4	18.6	16.8	2.8	133	0.7	0.2		373.5
玉米	72.2	8.5	4.3	54	2.1	9.2	17	0.35	16.7	22	1.6	244	1.5	9.8		361.5
黄豆	25.3	43.2	17.5	33.2	19.2		276	0.7		367	11	1930	4.5	4.6		429.5
绿豆	58.9	22	0.7	68	15.5	3.4	121	0.7		155	6.3	1825	3.65	5		329.9
山药	14.4	1.7		2.6	0.5	8	13	0.18		16	0.8	473	0.62	0.6		64.4
莲子	61.8	16.6	2		3.9	3.8				120	4.9	2057	2.51	2.8		331.6
花生	5.2	27.6	50	5.4	3.84	9.8	70.2	0.81		7.6	3.9	674	2.33	6.8		581.2
核桃	10	13.8	59	7.6	57		87.3	0.52		72.5	2.8	467	3.52	8		626.2
葵花	19.4	19	48.6	1.2	24		2.67	1.8		107	7.3	615	5.2	4.4		591
红薯	29.5	1.8	0.2	27	2.9	33	54	0.7		18	0.4	6.8	0.18	0.9		127
燕麦	61.8	14.2	6.4	388	3.99		20.8	0.9	56.8	177	9	324	2.93	5.1		361.6
薏米	79.2	12.3	4.55	550	2		19.7	0.22	143	45	4.53	252	1.27	1.8		406.9

注：以上表中数据是指每100 g 食物的营养成分含量。各种颜色数字的单位：红（g）、绿（mg）、蓝（μg）；能量单位为 kcal。

附录 1　常见食物营养成分含量（蔬菜）

食物	糖	蛋白质	脂肪	维生素							矿物质					膳食	胆固醇	能量
				A	E	C	叶酸	B6	B12	钙	铁	钾	锌	纤维		
土豆	16.4	3.3	0.1	4.3	0.57	12	23.6	0.39		10	1	309	0.26	0.4		79.7
冬瓜	1.98	0.45		11.5	0.33	19.8	29.7	0.7	0.08	20	0.4	152	0.6	0.6		18.3
白菜	2.05	1	0.08	70	0.77	7.4	74	0.15		22	1	96	0.92	1.4		13
木耳	65.7	10.4	0.18	15.7	13.8	5.6	79.1	0.5	5.2	357	185	733	1.85	7		306
茄子	3	2.3	0.2	58	1.28	7.2	23	0.11		20	0.8	168	0.49	1.2		23
青椒	4.3	2.2	0.4	169	192	185	43.8	2.3		10.4	0.71	297.7	0.25	2.1		29.6
南瓜	10.3	0.6	0.1	132	0.54	5	73	0.33		13	1.1	216	0.22	0.7		44.5
丝瓜	4.1	1.4	0.15	12.3	0.37	7.4	77	0.18		26	0.7	126	0.35	0.5		23.4
苦瓜	3.2	0.8	0.1	9.6	1.3	113	77	0.11		3.5	1.1	179	0.6	1.2		16.9
黄瓜	3.1	0.9	0.2	22	0.91	15	27	0.9		15	0.4	107	0.39	0.6		13.8
百合	28.1	4.1	0.2		0.9	7.8	68.2	0.35		8.1	2.3	786	3.7	5.3		131
竹笋	6.2	4	0.1	3.2	1.8	7	50	0.26		30.2	4.2	432	0.85	0.9		41.7
芹菜	1.4	1.6		7.2	1.1	29	33	0.24		91	10.3	123	0.6	0.4		12
洋葱	8	1.8		2.9	0.38	6.3	21	0.92		40	1.8	162	0.77	0.8		39
菠菜	2.8	2.1	0.2	22	1.9	39	120	0.84		22	1.4	152	0.6	1.4		21

注：以上表中数据是指每 100 g 食物的营养成分含量。各种颜色数字的单位：红（g）、绿（mg）、蓝（μg）；能量单位为 kcal。

附录 1 常见食物营养成分含量（蔬菜）

食物	糖	蛋白质	脂肪	维生素						矿物质				膳食纤维	胆固醇	能量
				A	E	C	叶酸	B$_6$	B$_{12}$	钙	铁	钾	锌			
萝卜	4.6	0.8			1.3	27	59	0.18		55	0.5	187	0.6	0.4		21.6
莲藕	17	0.9	0.1	2.6	0.88	22				27	6.3	450	0.56	0.48		72.5
豆芽	7	11.4	2.1	3.84	1.34	17	48.2	0.14		52	1.8	150	0.9	1		92.5
莴笋	2.3	0.6	0.1	22	0.5	3.8	131	0.12		7	2	302	0.6	0.8		12.5
空心菜	4.6	2.4	0.2	217	2.1	28	113	0.35		108	1.4	250	0.52	1.6		29.8
西红柿	3.6	0.75	0.35	88.7	0.52	7.6	27.3	0.13		8	0.4	250	0.28	0.2		20.6
黄花菜	62.4	14.1	1.2	297	7.3	17	42	0.15		785	9.3	543	4.22	8.7		316.8
四季豆	5.6	2.2	0.2	92	0.96	7.38	42.6	0.08		47	3.7	183	0.71	1.8		33
胡萝卜	8.3	0.7	0.3	830	1.1	35	22	0.33		73	10.6	198	0.37	1.3		38.7
韭菜	4.1	2.4	0.5	1223	6.5	39	55	0.7		56	1.6	311	1.6	1.6		30.5
茭白	9.8	2.9	0.3	4.2	1.22	6	55	0.26		4	0.7	230	0.6	2.5		53.5
芋头	19.7	2.3	0.1	21.4	1.28	7.5	44.1	0.37		19	3.9	322	0.72	1.2		88.9
香菜	7.2	1.9	0.3	38.8	1.6	41	22	0.09	1.32	170	5.6	593	0.65	3.7		39.1
大蒜	8.1	0.8	0.2	55	0.99	32.7				18	1	207	0.7	1.3		37.4
大葱	4.1	1.2	0.3	17.8	0.42	10.5	60.7	0.38		15.9	1.34	194	1.76	1.7		23.9
生姜	11.7	1.4	1.4	27.1	0.34	5.07	7.62	0.24		47	7	400	0.51	2.3		66

注：以上表中数据是指每 100 g 食物的营养成分含量。各种颜色数字的单位：红（g）、绿（mg）、蓝（μg）；能量单位为 kcal。

附录 1　常见食物营养成分含量（水果）

食物	糖	蛋白质	脂肪	维生素						矿物质				膳食纤维	胆固醇	能量
				A	E	C	叶酸	B₆	B₁₂	钙	铁	钾	锌			
苹果	14.8	0.4	0.5	99.2	1.82	6	6.07	0.09		12.7	0.63	3.1	0.13	0.3		65.3
梨子	14.2	0.1	0.1	97.2	1.52	5.6	8.3	0.09		5	0.2	118	0.4	2.2		58
桃子	11.1	0.8	0.1	2.39	0.92	6	4.32	0.08		8	0.81	151	0.32	0.6		48.5
李子	8.8	0.7	0.25	23.7	0.81	5.4	43	0.06	2.95	7.6	0.73	152	0.22	0.65		40.3
柿子	14.6	0.4	0.15	21.4	1.3	4.5	21	0.11		147	0.8	157	0.13	1.6		61.4
橘子	12.1	1	0.3	63.3	1.67	42	21.9	0.06		60	1.05	138	0.29	1.7		55.1
葡萄	10.9	0.6	0.5	4.2	0.52	6.7	5.1	0.11		15	0.5	135	0.1	1.6		50.5
香蕉	23	1.3	0.2	58.2	0.28	11	20.1	0.44		8	0.3	325	0.24	0.6		99
大枣	28	2.45	0.4	2.31	0.22	437	132	0.19		71.2	2.4	261.5	1.71	2.32		125.5
杏果	6.9	0.6	0.2	1320	1.34	27.3	87	0.21		206	4.3	145	0.15	1.3		31.8
西瓜	4.2	1.3		173	0.16	3	2.87	0.12		0.6	0.17	134	0.07	0.3		22
草莓	4.9	1.3	2.1	1.83	0.51	51	99	0.19		25	1.75	182	0.23	1.4		43.7
菠萝	9	0.4	0.3	31.2		36	15.2	0.13		16.3	1.02	154	0.17	0.3		40.3
柠檬	4.9	1.1	1.2	3.6	2.08	22	37	0.19		112	1.28	201	0.93	1.4		34.8
哈密瓜	7.5	0.6	0.2	146	0.53	36.7	28.6	0.35		5.8	0.9	182	0.52	0.25		34.2
猕猴桃	13	0.9	1.5	58.8	1.26	85	39	0.37		56.1	0.9	10.3	0.44	2.1		69.1
木瓜	5.9	0.53	0.17	138	0.37	47.6	43.2	0.03		16.4	0.7	18.5	0.36	0.65		27.3

注：以上表中数据是指每 100 g 食物的营养成分含量。各种颜色数字的单位：红（g）、绿（mg）、蓝（μg）；能量单位为 kcal。

附录 1 常见食物营养成分含量（肉、蛋、水产及其他）

食物	糖	蛋白质	脂肪	维生素						矿物质				膳食纤维	胆固醇	能量
				A	E	C	叶酸	B$_6$	B$_{12}$	钙	铁	钾	锌			
猪肉	3.4	20.5	5.3	14.7	0.2	1.24	0.89	0.45	0.36	8	2.3	350	2.95		69	142.3
猪肝	14.2	12.2	1.3	10479	0.78	31.5	997	0.76	53.7	13	23	321	3.97		309	117.3
牛肉	2.6	20	10.2	2.74	0.37		7.28	0.37	1.02	7	0.9	283	1.18		59	182.2
羊肉	0.1	20	7.3	10.4	0.42	2.51	2.89	0.24	3.46	10	2	230	7.23		95	146.1
鸡肉	0.3	22.3	2.3	43.1	1.77			0.46	2.37	17	2.3	346	1.6		101	111.1
鸭肉	0.34	17	12	51	0.13		1.87	0.45	0.74	6	2.87	230	1.05		107	177.4
鲤鱼	0.3	17.7	10.3	23.4	1.33		4.78	0.13	11.2	117	1.85	345	2.11		83	164.7
鲫鱼	0.1	13	1.1	33.3	0.62	1.08	13.84	0.15	5.36	54	2.5	293	3.02		124	62.3
鲍鱼	3.4	13.5	3.5	25.3	2.12	1.12	22.5	0.11	0.33	253	22.6	129	1.68		238	99.1
黄鳝	0.7	18	0.8	19.8	1.53		1.87	0.45	1.52	40.4	2.2	260	0.67		118	82.7
鳖	1.6	16.5	0.1	100	3	2	20	0.19	1.5	107	1.4	142	5.4		95	73.3
蟹	5.9	14	1.6	147	3.01		24.7	0.46	5.3	141	0.8	243	3.54		188	94
虾	0.1	16.4	1.3	19	0.75		25	0.33	2.2	66	1.33	220	2.78		195	77.8
海带	12.1	8	0.1	38.5	0.67	1.37	21	0.13		445	4.5	1235	0.88	9.8		81.3
牛奶	4.1	3.2	3.4	18	0.34		6.73	0.08	0.41	110	0.1	118	3.47		37	59.8
花生油	0.6		99		38.2					15	3.02	0.94	7.45			893.4
蜂蜜	74.3	0.6	2.1	46.2		4.25				30.6	0.42	21.6	0.04			318.5

注：以上表中数据是指每 100 g 食物的营养成分含量。各种颜色数字的单位：红（g）、绿（mg）、蓝（μg）；能量单位为 kcal。

附录 2　常见富含膳食纤维的 100 种食物

1. 茯苓(80.9 g)

2. 干魔芋(55 g 以上,花魔芋 55 g,白魔芋 60 g,珠芽魔芋更高),山楂(干)(49.7 g)

3. 竹荪(干)(46.4 g)

4. 辣椒粉(43.5 g)

5. 高良姜(43.3 g)

6. 八角(43 g)

7. 辣椒(红、尖、干)(41.7 g)

8. 裙带菜(干)(40.6 g)

9. 甘草(38.7 g)

10. 罗汉果(38.6 g)

11. 藿香(37.6 g) 奇雅子(37.3 g)

12. 咖喱(36.9 g)

13. 莱菔子(35.6 g)

14. 松蘑(干)(35.1 g)

15. 发菜(干)(35 g)

16. 茴香籽(33.9 g)

17. 茴香粉(33.9 g)

18. 红菇(31.6 g)

19. 香菇(干)(31.6 g)

20. 小麦麸(31.3 g)

21. 银耳(干)(30.4 g)

22. 木耳(干)(29.9 g)

23. 花椒粉(28.7 g)

24. 花椒(28.7 g)

25. 砂仁(28.6 g)

26. 霉干菜(27.4 g)

27. 芥菜干(27.4 g)

28. 红花(23.9 g)

29. 紫菜(干)(21.6 g)

30. 白牛肝菌(干)(21.5 g)

31. 蘑菇(干)(21 g)

32. 陈皮(20.7 g)

33. 冬虫夏草(20.1 g)

34. 鸡腿蘑(干)(18.8 g)

35. 榆黄蘑(干)(18.3 g)

36. 葫芦条(干)(18.1 g)

37. 花茶(17.7 g)

38. 干姜(17.7 g)

39. 口蘑(17.2 g)

40. 花生仁(炸)(17.2 g)

41. 枸杞子(16.9 g)

42. 柑杞(16.9 g)

43. 丁香(16.7 g)

44. 菊花(15.9 g)

45. 绿茶(15.6 g)

46. 大豆(15.5 g)

47. 柳松茸(15.4 g)

48. 红茶(14.8 g)

49. 玉米糁(黄)(14.5 g)

50. 玉米(黄,干)(14.4 g)

51. 肉豆蔻(14.4 g)

52. 可可粉(14.3 g)

53. 黑芝麻(14 g)

54. 白扁豆(13.4 g)

55. 燕麦(13.2 g)

56. 燕麦片(13.2 g)

57. 榧子(13 g)

58. 羊肚菌(12.9 g)

59. 青豆(12.6 g)

60. 松子(炒)(12.4 g)

61. 海带(鲜)(11.3 g)

62. 玉兰片(11.3 g)

63. 小麦(10.8 g)

64. 酸枣(10.6 g)

65. 掐不齐(10.5 g)

66. 榛蘑(干)(10.4 g)

67. 黑豆(10.2 g)

68. 松子仁(10 g)

69. 大麦(9.9 g)

70. 白芝麻(9.8 g)

71. 芝麻(9.8 g)

72. 榛子(干)(9.6 g)

73. 核桃(9.5 g)

74. 黑枣(有核)(9.2 g)

75. 煎饼(9.1 g)

76. 杏仁(炒)(9.1 g)

77. 榛子仁(炒)(8.8 g)

78. 开心果(8.2 g)

79. 油皮(8.1 g)

80. 杏仁(8 g)

81. 甜杏仁(8 g)

82. 玉米(白,干)(8 g)

83. 毛樱桃(7.9 g)

84. 酵母(7.9 g)

85. 花生(7.7 g)

86. 黄花菜(干)(7.7 g)

87. 赤小豆(7.7 g)

88. 黄花菜(7.7 g)

89. 豆粕(7.6 g)

90. 豆瓣辣酱(7.2 g)

91. 芥末(7.2 g)

92. 黄豆粉(7 g)

93. 眉豆(6.4 g)

94. 小扁豆(6.5 g)

95. 荞麦(6.5 g)

96. 香油辣酱(6.4 g)

97. 绿豆(6.4 g)

98. 花生(炒)(6.3 g)

99. 枣(干)(6.2 g)

100. 玉米面(白)(6.2 g)

参考文献

［1］张泗鹏,刘明.中老年老年人营养指南［M］.北京:中国医药科技出版社,2013.

［2］臧少敏,王友顺.老年营养与膳食保健［M］.北京:北京大学出版社,2013.

［3］袁娅,贺化帛.烹饪营养与食疗［M］.北京:中国商业出版社,2015.

［4］彭景.烹饪营养学［M］.北京:中国纺织出版社,2008.

［5］李春深.食疗与养生［M］.北京.天津科学技术出版社,2018.

［6］弗朗西斯.显凯维奇.赛泽,埃莉诺.诺斯.惠特尼.营养学概念与争论(第13版)［M］.王希成,译.北京:清华大学出版社,2017.

［7］胡秋红,许丽遐.食品营养与卫生［M］.北京:北京理工大学出版社,2011.

［8］袁先铃,王世宽,叶阳,等.营养与健康［M］.北京:化学工业出版社,2017.

［9］高永清,吴小南.营养与食品卫生［M］.北京:科学出版社,2017.

［10］武言广.中国居民营养膳食指南大全集［M］.南昌:江西科学技术出版社,2012.

［11］顾奎琴.营养是健康幸福的源泉:十二类人群个性化饮食指导［M］.北京:中国医药科技出版社,2019.

［12］王兴国.中老年老年营养百科［M］.北京:化学工业出版社,2020.

［13］张晔.营养的秘密［M］.北京:中国中医药出版社,2021.

［14］夏慧丽.营养密码:身体缺什么,你就补什么［M］.北京:电子工业出版社,2018.

［15］范文昌,梅全喜,葛虹.中国药膳食疗［M］.北京:化学工业出版社,2017.

［16］汪碧涛,王丽,杨凤琼.常见药膳食疗［M］.北京:化学工业出版社,2018.

［17］孟宪生,包永睿.食疗养生精要［M］.北京:化学工业出版社,2019.

［18］徐超.老年营养话题［M］.北京:北京大学医学出版社,2010.

［19］翁良.中国居民膳食指南［M］.新疆:新疆科学技术出版社,2015.

［20］翁良.中国居民膳食指南［M］.新疆:新疆科学技术出版社,2015.

［21］葛可佑.中国营养科学全书［M］.北京:人民卫生出版社,2004.

［22］中国居民膳食指南（2022）［M］.北京:人民卫生出版社,2022.